健康ライブラリー　イラスト版

トラウマのことがわかる本

生きづらさを軽くするためにできること

こころとからだ・光の花クリニック院長
白川美也子 監修

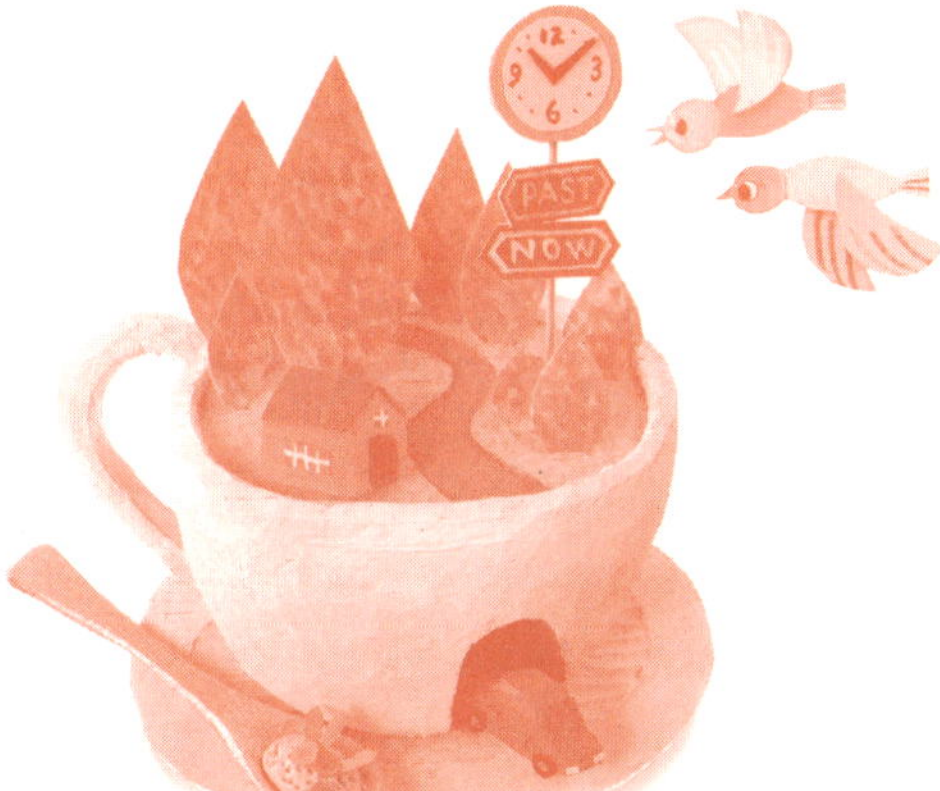

講談社

まえがき

トラウマやPTSDの概念が日本に広がり始めてから数十年経ちました。よくなったことも多い一方、トラウマの及ぼす広範な影響の姿と、対応の困難性が次第に理解されてきました。

個人の回復や再被害の予防のために、医療、保健、福祉、教育、司法、更生、災害対応など、多様な領域においてトラウマインフォームドアプローチ、つまりトラウマについて理解したうえで対応することの必要性がうたわれています。

本書における「トラウマ」は、PTSDの診断基準にある「狭義のトラウマ」概念から一歩外に出た、臨床家や研究者、サバイバーが共有できる広い概念（SAMHSA, 2014）に準拠しています。

「広義のトラウマ」は、出来事や状況の組み合わせで生じ、人間の幸福に長期的な悪影響を及ぼします。その多様な現れを、本書では最新の理論や脳科学、心に関する新しい考え方を取り入れて示しています。傷つきや逆境体験によって生きづらさを抱える方たち、その人を支援する家族や友人、専門職の方が「生きづらさ」の本質をよりよく理解できるように、より役立つスキルを使えるようになることを心がけました。また、専門的治療や、多様な取り組み方を示した第4章、第5章の執筆過程では、多くの先生方にご協力をいただきました。巻末にお名前を記させていただきました。心より御礼を申し上げます。

私の強みは、たくさんのストレス・トラウマ性疾患に罹患した方たちに一般診療のなかで日々向き合っていること、そして私自身がトラウマ体験を生き延びた当事者であることにあります。この本に記した私の複眼的な見立て方や、さまざまなアプローチは、患者さんの症状改善や幸せとして戻ってくるものなので、目の前の現実からぶれていない自負があります。

この本が皆様のお役に立てますように、心より願っています。

こころとからだ・光の花クリニック院長
白川 美也子

トラウマのことがわかる本

生きづらさを軽くするためにできること

もくじ

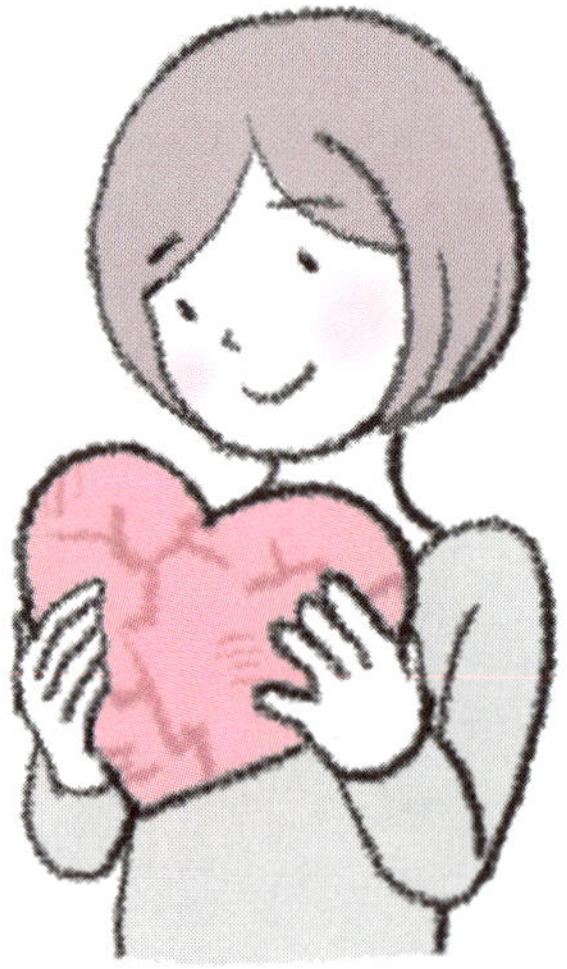

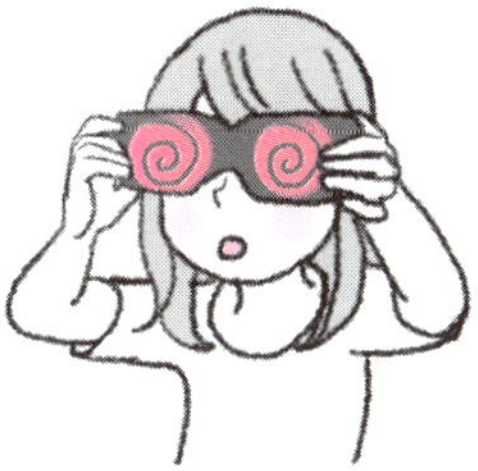

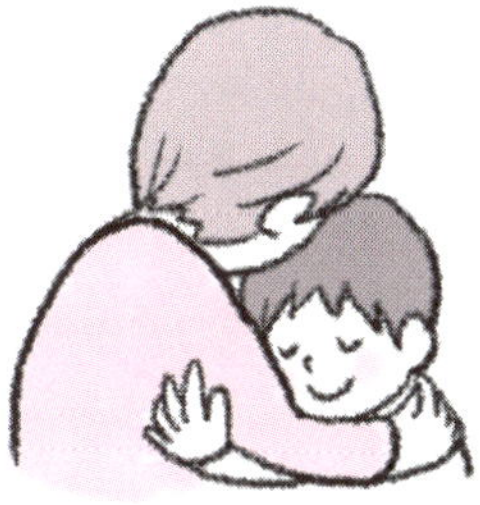

第3章 これからの目標と道のりを見定める

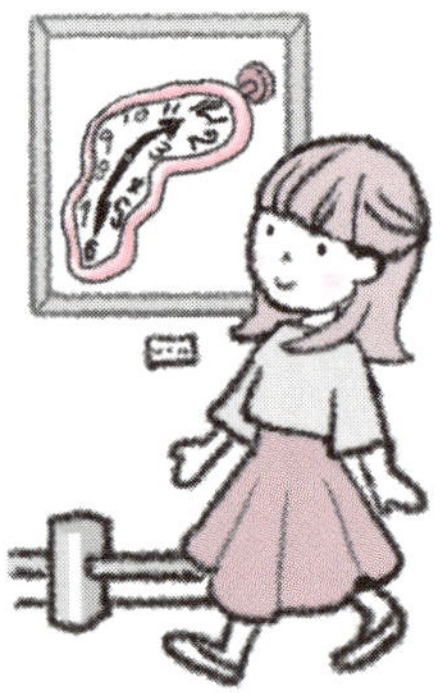

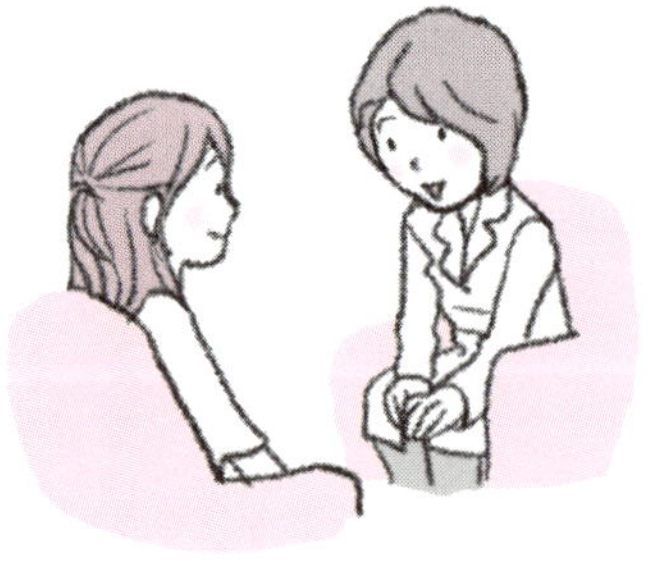

第4章 「今」への影響を変える心理療法

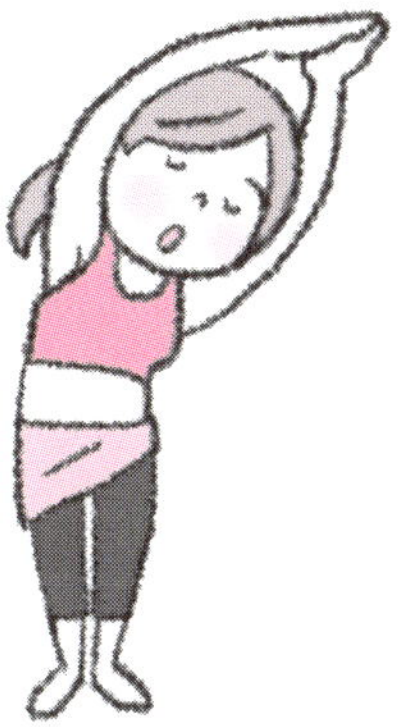

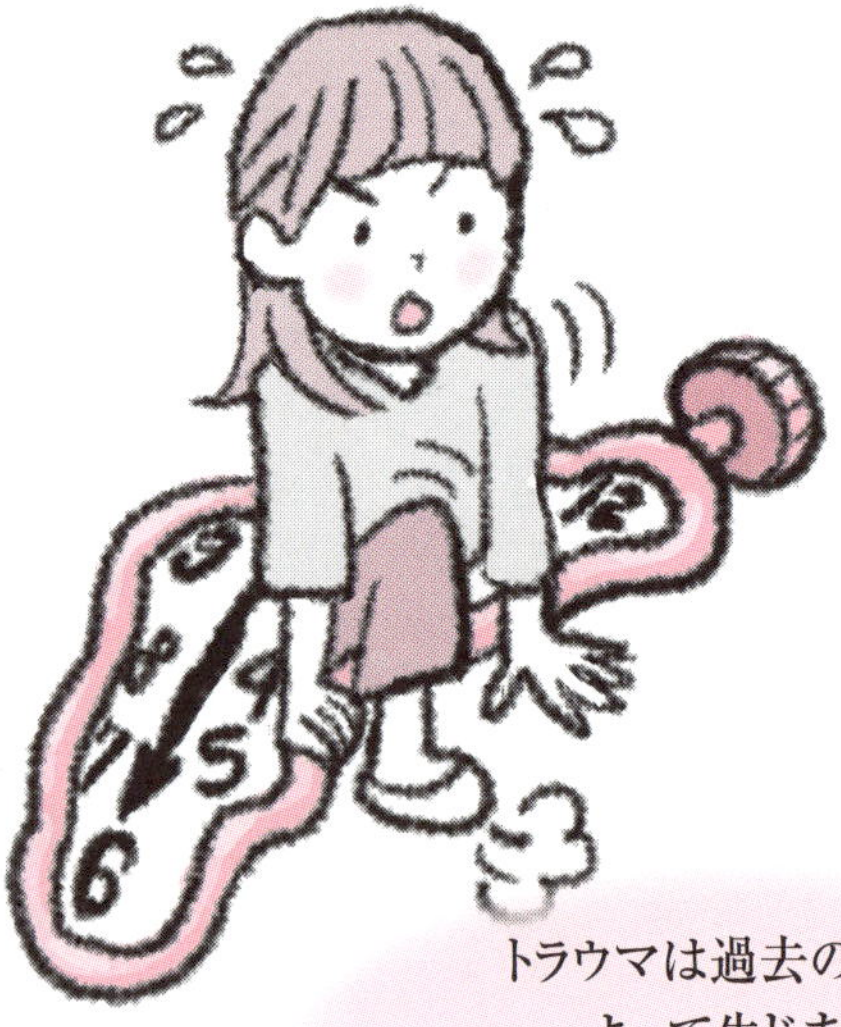

トラウマのとらえ方

心に傷を残す体験ってどんなこと?

トラウマとは「心的外傷」のこと。なんらかの体験により、心が本来の役割を果たせなくなった状態を指します。トラウマは心身にさまざまな影響を及ぼし、生きづらさのもとになることがあります。

トラウマは過去の体験によって生じます。心に傷を残すような体験は、トラウマ体験といわれます。

では、どんなことがトラウマ体験になりうるのでしょう?

非日常的な恐怖体験

非常に危険で恐ろしい出来事がトラウマになる場合があることは、よく知られています。

震災や火災などを経験した

望まない性行為を強いられた（レイプされた）

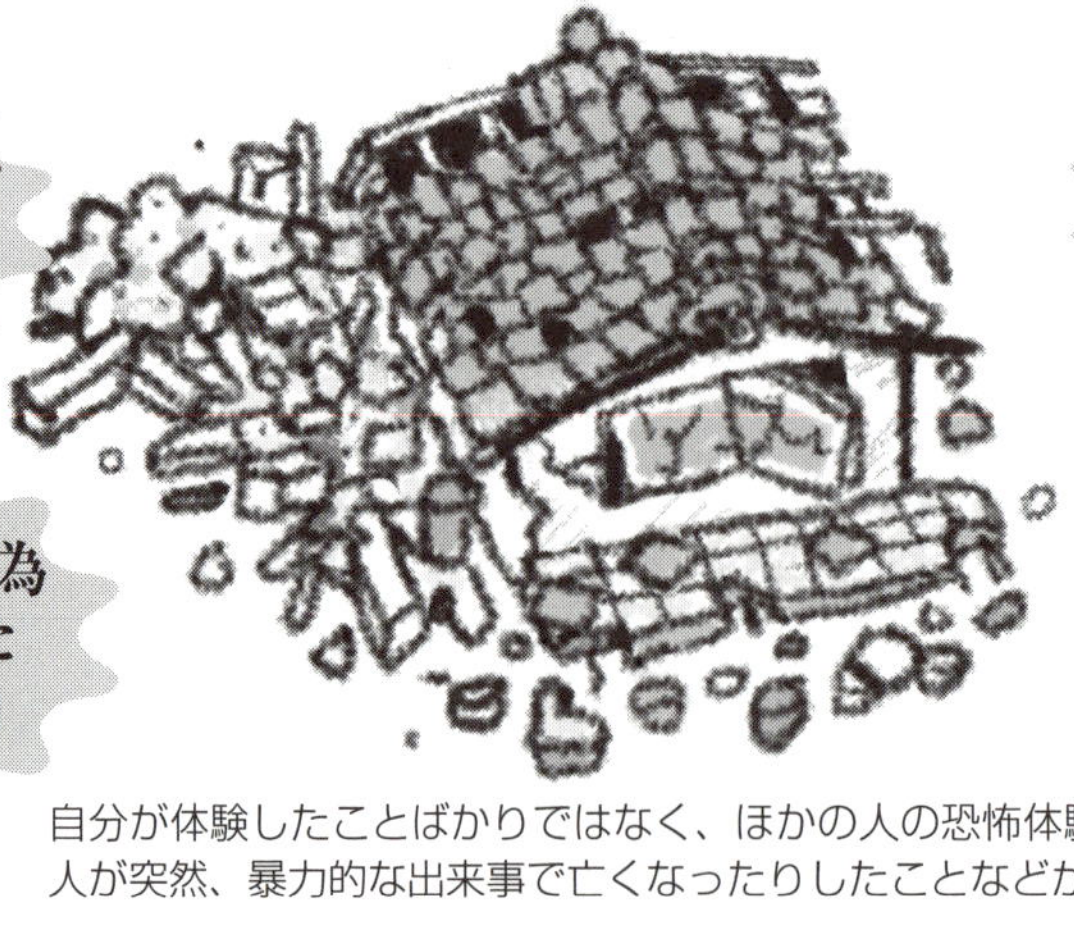

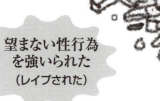

事故で重傷を負った

暴力的な犯罪の被害を受けた

自分が体験したことばかりではなく、ほかの人の恐怖体験を直に目撃したり、親しい人が突然、暴力的な出来事で亡くなったりしたことなどがトラウマになる場合もある

日常的にくり返されてきた出来事

非日常的な恐怖体験だけでなく、日常的にくり返されてきた出来事が心に複雑な傷を残し、より複雑な影響を与えることがあります。

子どもの頃、
養育者から暴力・暴言を
くり返し受けてきた
（身体的・心理的な虐待）

身近な人から
たびたび性的な
接触をされた
（性的虐待）

子どもの頃、
食事をはじめ、必要な
世話を受けられなかった
（ネグレクト）

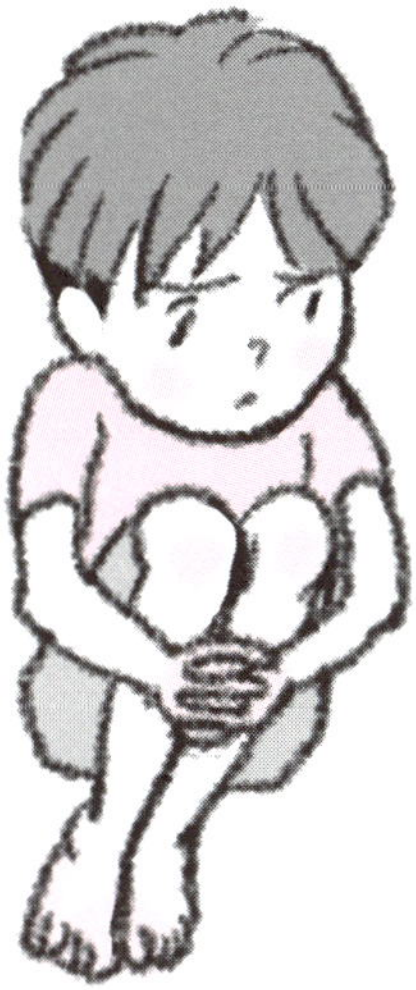

パートナーから
暴力・暴言を
くり返し受けてきた
（DV）

家族のだれかが
殴られたり、ぶたれたり
するのを見てきた
（面前DV）

養育者が
ひんぱんに替わった

日常的な出来事の多くは、ごく身近な人との間でくり返されます。つまり対人関係上の問題ととらえることもできます。とくに子どもの場合は、たとえば下記のような対人関係上の問題が、トラウマレベルの影響を与えることもあります。

養育者との
不安定な関係

学校などでの
いじめ

このほかにも、
非常な怒り、恐怖、裏切られた
と感じるような体験や、
服従を強いられたり、
打ちのめされたり、
恥辱感を感じたりするような
体験は、心に傷を残す
ことがあります。

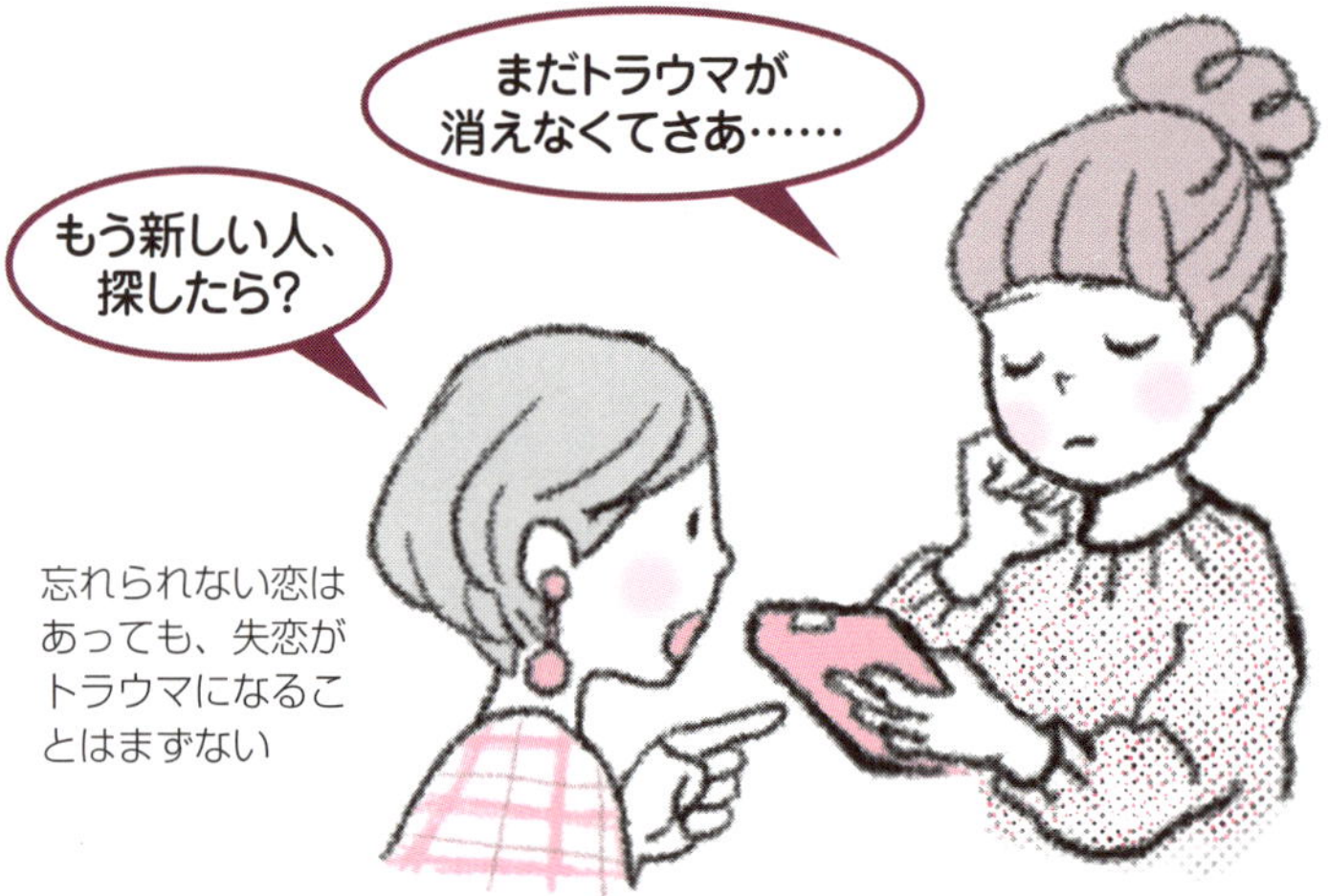
まだトラウマが
消えなくてさあ……
もう新しい人、
探したら？

忘れられない恋は
あっても、失恋が
トラウマになるこ
とはまずない

日常会話のなかで、
トラウマという言葉は
「苦い思い出」といったくらいの
意味で使われることもありますが、
徐々に記憶が薄らいでいくような
思い出と、トラウマは
異なるものです。

トラウマとして
対処したほうがよいのは、
つらい体験によって心身の変調が生じ、
PTSDなどと診断されるような
状態になったり、生きづらさに
つながったりしている
場合です。

性格だから
変えられない——などと
思ってきた「生きづらさ」は、
じつは後天的にできた心の傷の
影響かもしれません。そうであれば、
傷を癒やすことでよい変化が
生まれる可能性もあります。
その道筋を、いっしょに
考えていきましょう。

トラウマ

なんらかの体験によって
生じた心の傷。心身の変調をまねく

**PTSD／
複雑性PTSD**

（心的外傷後ストレス障害／
複雑性心的外傷後ストレス障害）

体験の内容と、
体験後に現れた症状が
ある一定の基準に
当てはまる場合に
下される診断名（→P11）

第1章

生きづらさをまねく トラウマの症状

トラウマ、つまり心の傷そのものは目に見えず、
傷の深さをはかることもできません。
しかし、トラウマはさまざまな症状を引き起こします。
生きづらさを感じているそのかげに、
トラウマが潜んでいることもあります。

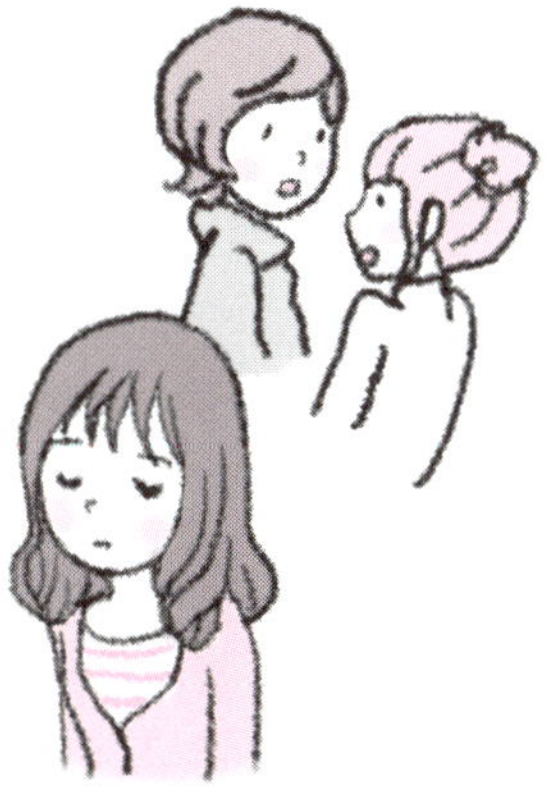

トラウマのでき方

つらい体験がなかなか癒えない心の傷をつくる

つらい体験によって引き起こされた心身の変調が自然に回復せず、長く続く場合には、「トラウマがある」と考えます。ＰＴＳＤ（心的外傷後ストレス障害）などと診断されることもあります。

自然には回復しにくい心の傷

トラウマはなんらかの体験によって生じます。１回かぎりの非日常的な出来事が原因になる場合もあれば、日常的にくり返されてきたことが原因になることもあります。

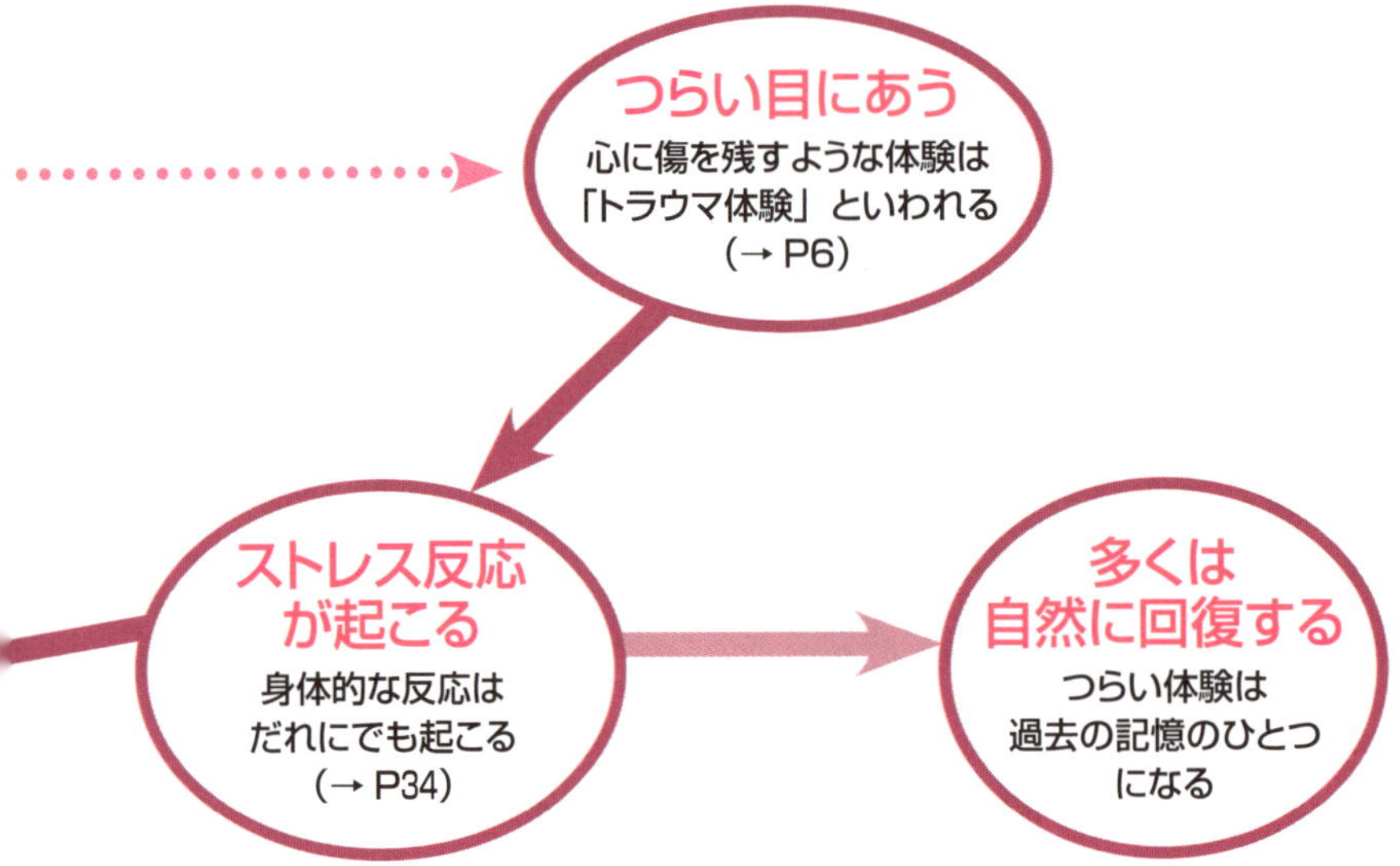

つらい目にあう
心に傷を残すような体験は「トラウマ体験」といわれる（→ P6）
ストレス反応が起こる
身体的な反応はだれにでも起こる（→ P34）
多くは自然に回復する
つらい体験は過去の記憶のひとつになる

傷の残りやすさにかかわる要因についてはP36

命にかかわらない体験でも心の傷はできることがある

なにかたいへんな目にあったあと、急にそのときのことをまざまざと思い出したり、気が休まらなかったりするのは、ごく自然な反応です。多くは時間とともに解消していきますが、心身の変化が戻らず、慢性的な症状として残り続けることがあります。

体験の内容と、体験後に現れた症状がある一定の基準に当てはまれば、ＰＴＳＤ、あるいは複雑性ＰＴＳＤと診断されます。

ただ、「診断基準に当てはまらないから、トラウマはない」というわけでもないのです。

たとえば子ども時代の養育者との関係のなかで生じた傷は、ＰＴ

PTSDの診断基準

PTSD、あるいは複雑性PTSDと診断されるような状態であれば、トラウマがあることは明らかです。

診断に用いられる基準は主に２つあります。DSMというアメリカ精神医学会による診断基準（最新版はDSM-5）と、WHOが定める国際疾病分類（最新版はICD-11）です。いずれも「どのような目にあったか」「その後、どんな症状が現れたか」で診断していきます。

PTSD
(Post Traumatic Stress Disorder)

DSM-5では、「死にそうになる、重傷を負う、性暴力を受ける」といった出来事を経験したり目撃したりした場合や、大切な人が経験したと知ったあとに生じた症状が、ある一定の基準に当てはまればPTSDと診断します。

ICD-11でも「非常に脅迫的で、恐ろしい出来事」のあとに発症する可能性があるものとしているので、ほぼ同様です。

複雑性PTSD
(Complex Post Traumatic Stress Disorder)

家庭内暴力や虐待など、逃れることが困難な状況のなかで日常的にくり返されてきた出来事によって生じたトラウマは、より複雑な症状を示します。

この状態をICD-11では「複雑性PTSD」と定めています。ICD-11で初めて取り上げられた診断名で、DSM-5には掲載されていません。

子ども時代の体験
虐待などの小児期逆境体験や、養育者との不安定な関係性
（→ P42 ～ 47）

虐待などはトラウマ体験そのものになりうる

養育者との不安定な関係性は、傷の残りやすさに影響することがある

自分をコントロールする力がつきにくい

トラウマとなる
体験時の感覚や身体的な反応などが「トラウマ記憶」として残り続ける
（→第2章）

さまざまな影響が残る
トラウマがあることで、さまざまな症状が起こりやすくなる。PTSD、あるいは複雑性PTSDと診断がつくこともある
（→本章）

SDや複雑性PTSDの診断の前提となる「命にかかわるような出来事」や、「非常に恐ろしい出来事」があったと特定できない、されないことも少なくありません。けれど、それが影響を残し、現在の生きづらさにつながっているのであれば、そこにはやはりトラウマがあると考えられます。

自分で自分をコントロールしにくくなっていく

非常につらい、危険な体験をしたことでできた心の傷は、さまざまな現れ方をします。トラウマによる症状は互いに関連しあい、生きづらさへとつながりがちです。

トラウマによる主な症状

トラウマがどのような現れ方をするかは、トラウマ体験後に起こるPTSDや、複雑性PTSDの診断基準に挙げられている症状が参考になります。

慢性的で複雑化した傷ほど、より複雑な症状を示しやすくなります。

ICD-11が定めるPTSDの症状はこの3つだが、DSM-5では、このほか、ものごとのとらえ方（認知）や気分の否定的な変化も含めてPTSDの症状としている

PTSDの症状

災害や事件、性暴力など、非日常的な恐怖体験によるトラウマでは、再体験や脅威感の症状がとくに強まりやすくなります。

脅威感
神経のたかぶりが続く。体の状態をうまくコントロールできなくなる
（→P16）

再体験
トラウマ体験時の記憶が勝手によみがえる。記憶の調節障害の現れのひとつ
（→P14）

回避
トラウマ体験を思い出すような状況を避け続ける。適切な行動がとれない状態
（→P18）

（Cloitre M et al ; Evidence for proposed ICD-11 PTSD and complex PTSD : a latent profile analysis. をもとに作図）

トラウマの影響は「調節障害」として現れる

トラウマの影響は、症状として現れます。トラウマの後遺症として現れるPTSDの主要症状は、ICD－11によれば「再体験」「回避」「脅威感」とされます。

ただ、トラウマの影響はそれだけにとどまりません。感情やものごとのとらえ方、人とのつきあい方などを、ほどよい状態にコントロールしにくくなる「調節障害」をもたらすこともあります。もっとも「自分でコントロールしにくい」という点では、PTSDの三つの主要症状もまた調節障害の現れともいえます。

症状の現れ方に強弱はありますが、いずれにしろ自分の調節方法がわからない状態で、人生という旅路を安全に走り抜くのは容易ではありません。調節方法を学ぶために、まずは自分自身になにが起きているのかを確かめていきましょう。

複雑性PTSDの症状

ICD-11では、PTSDの3つの症状に加えて、以下の症状がみられる場合を「複雑性PTSD」としています。いずれも、ほどよい状態に自分をコントロールできなくなっている状態です。

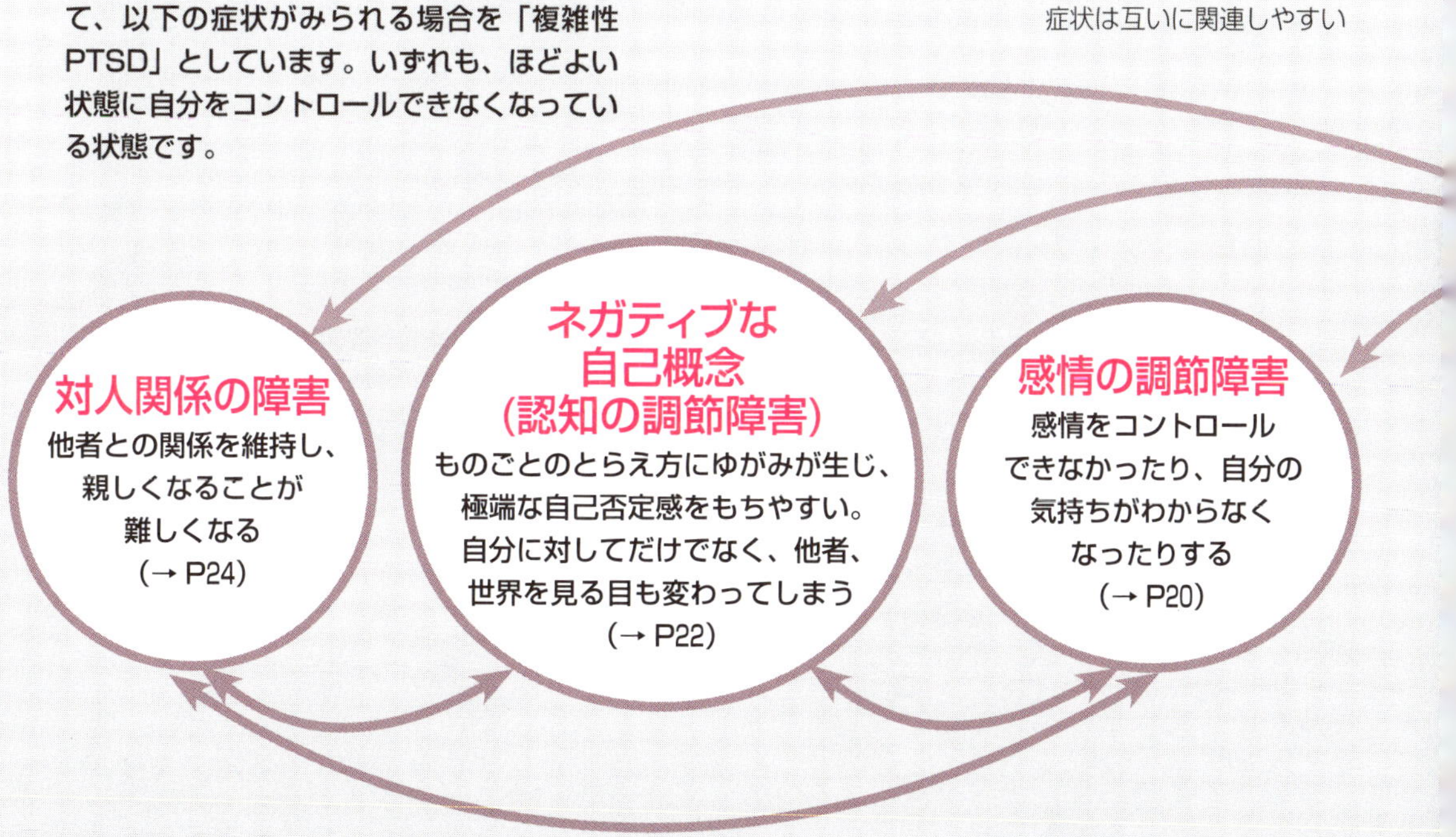
症状は互いに関連しやすい
対人関係の障害
他者との関係を維持し、親しくなることが難しくなる
(→ P24)
ネガティブな自己概念
(認知の調節障害)
ものごとのとらえ方にゆがみが生じ、極端な自己否定感をもちやすい。自分に対してだけでなく、他者、世界を見る目も変わってしまう
(→ P22)
感情の調節障害
感情をコントロールできなかったり、自分の気持ちがわからなくなったりする
(→ P20)

再体験

生々しい体験時の記憶がよみがえる

再体験はトラウマによる症状の代表的なもの。トラウマ体験時に受けた感覚が、すべてそのままよみがえる現象です。記憶の調節障害の一種ととらえられます。

再体験症状の現れ方

過去の記憶は社会生活を営むうえで不可欠なもの。けれどトラウマの記憶は、通常の記憶と性質が異なります。再体験症状として、さまざまな形で現れます。

通常の記憶は整理されていく

覚える、思い出すことは、ある程度コントロール可能です。出来事の記憶は時間がたつうちに薄らぎ、過去のこととして整理され、不必要なものは忘れられていきます。

トラウマ体験の記憶は消えないから……

時間がたっても薄らぐことはなく、放っておけば鮮明なまま。よみがえるたびに、まるでその場にいるような苦痛を伴います。なにが起きているか、言葉にしにくいのも特徴のひとつです。

フラッシュバックを起こしやすい

侵入症状が激しい形で現れたもの。突然、過去のトラウマ体験が今まさに起きているかのように生々しく感じられ、現実感を失ってしまいます。そのとき見えていたものが見え、聞こえていたことが聞こえ、触れたものに触れたように感じられます。

周囲から見たときの様子

- 急に表情が変わり、苦しそうになったり、無表情になったりする
- 急に黙り込む
- 体の動きが止まる。避けよう、逃げようとするようなしぐさをすることも
- 声かけに反応しない。体に触れるとビクッとしたり、叫んだりする

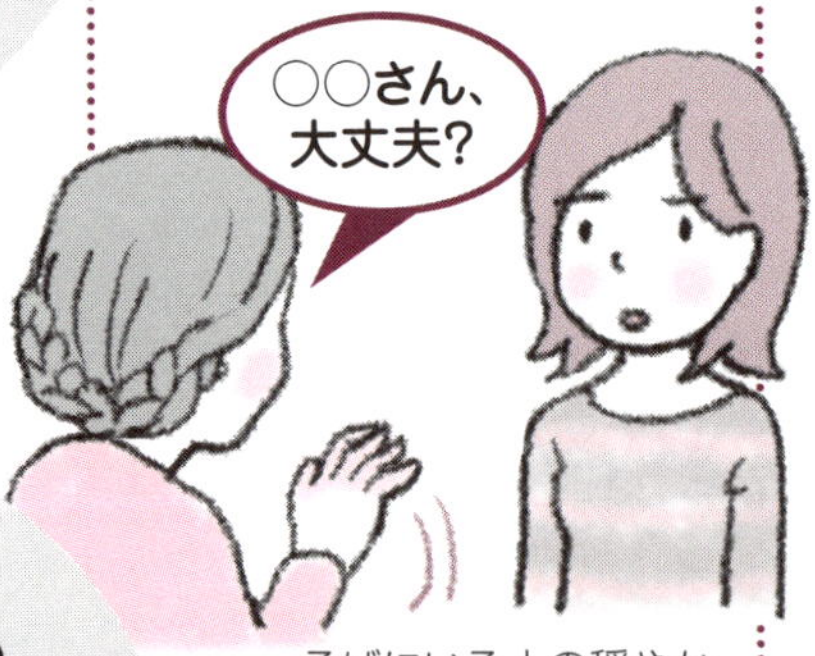

そばにいる人の穏やかな声かけで現実に戻りやすくなる

コントロールできない記憶が生活を脅かす

私たちは記憶を活用しながら生きています。日々の体験の一部は長く保管され、必要に応じて思い出されますが、その他の記憶は保管されずに消え去るか、保管されていても徐々に薄らいでいきます。

トラウマ体験の記憶（トラウマ記憶）は、こうした通常の記憶とは異なり、体験時の記憶のすべてが丸ごと、いわば冷凍保存された状態で残ります(→P38)。ふとしたはずみに解凍が始まると、再体験症状に見舞われます。コントロールできない記憶にふりまわされている状態ともいえます。

当時の不快な感覚や感情が何度もくり返し起こるうちに、回避などの症状につながっていくこともあります。

悪夢を見ることもある

当時の体験が夢の中で再現され、うなされることもあります。

「侵入症状」に苦しみやすい

意図したわけではないのに、トラウマ体験時のことが急に思い出される症状です。自分の意思を無視して頭の中に入り込んでくるような感じがあるため、「侵入」という言葉が使われています。

記憶が抜け落ちてしまうことも

記憶のよみがえりとは逆に、「重大なことを忘れる」という形で記憶の調節障害が現れることもあります。

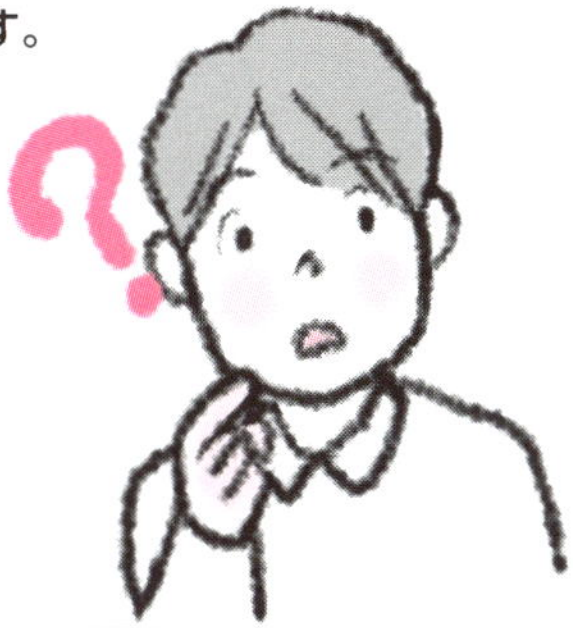

予定や約束などを覚えていない、うっかり忘れてしまったなどということが増えると、生活に支障が出る

解離性健忘

トラウマとなった出来事についての重要な側面を思い出せなくなる。トラウマ記憶が脳の奥底にしまい込まれ、長い時間がたってから、断片的に記憶が戻ってくることもある

もの忘れ

過剰な記憶をかかえている分、日々の記憶が抜け落ちてしまうことも。再体験のくり返しともの忘れは、セットで現れることもある

脅威感

眠れない、食べられない、過剰に緊張・警戒する

危機に面したときに眠気が吹き飛び、「過覚醒」といわれる状態になるのはごく自然な変化です。問題は、危険が去っても脅威感が消えず、その状態が続くこと。長引くほど体のバランスを崩しがちです。

長引く脅威感が体のバランスを悪くする

トラウマ体験による脅威感が消えず、興奮・緊張が解けないままの状態が続くことで、体の症状が目立つようになることもあります。

ホメオスタシス——体は最適な状態に調節されている

通常は、体の働きを調節する自律神経系と、ホルモン分泌を司《つかさど》る内分泌系、異物から身を守るための免疫系の働きを通じて、最適な身体状況を保てるように調節されています。

こうした体のしくみをホメオスタシス（恒常性維持）といいます。

脅威感が続くことでアクセルを踏み込んだ状態に

自律神経は、交感神経と副交感神経の２系統から成り立っています。危機的な状況にあるときには交感神経系の働きが強まります。トラウマをかかえ、脅威感が消えない状態は、車にたとえるならつねにアクセルを踏み込んだまま走っているようなものです。

アクセル・ブレーキの操作がうまくいかなくなる

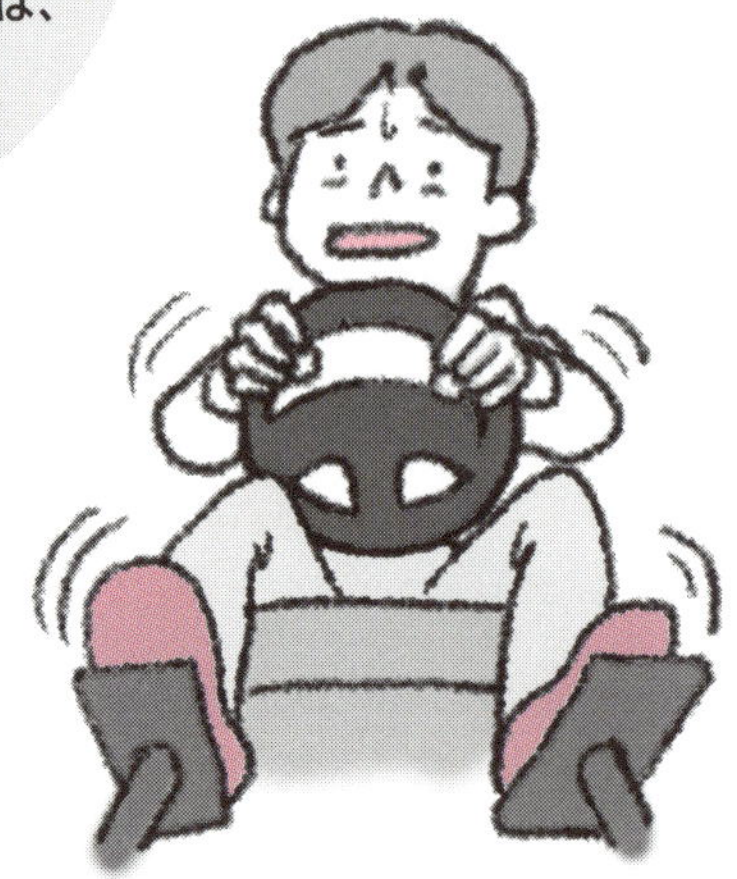

急ブレーキがかかることも

危機に直面した際には、副交感神経の働きが高まることもあります。

ポージェス博士が提唱するポリヴェーガル理論（多重迷走神経理論）によれば、副交感神経は、系統発生学的に2つに分けられます。アクセルを踏んでも逃げ切れそうにない場合には、古い系統の副交感神経が働きだし、急ブレーキがかかるのです（→P92）。

▼自律神経の働き

交感神経
体を活発に活動させるアクセル役

副交感神経
リラックス・回復モードにするブレーキ役

- **新しい系統（腹側《ふくそく》迷走神経）**
社会交流をしやすくする
- **古い系統（背側《はいそく》迷走神経）**
体の回復に役立つが、働きすぎるとシャットダウン（活動停止）の状態をまねく

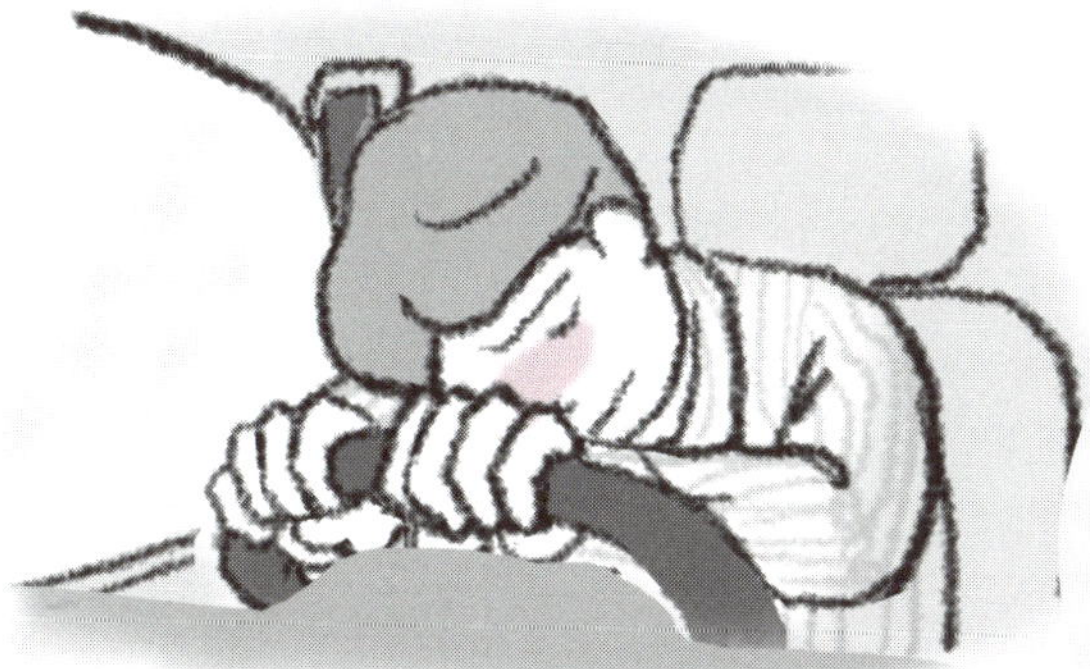

休みなく走り続けているようなものなので、心身ともに消耗しがち

脳の過剰な興奮が続く

脳が過剰に興奮し、覚醒水準が高い状態が続くことを「過覚醒」といいます。覚醒水準の調節障害ととらえることができます。

- ●なかなか眠れない
- ●イライラして焦る
- ●ささいなことで激しく怒ったり、攻撃的になったりする
- ●あらゆる刺激に反応してしまい、集中しにくくなることも

内分泌系・免疫系にも偏りが生じる

危機に対応するために、内分泌系のバランスにも変化がみられます。ストレスホルモンといわれる各種のホルモンの分泌が高まり、免疫の働きを乱します。

「体の病気」として現れることも

頭痛、腹痛、全身の痛みなどが続いたり、ぜんそくや過敏性大腸炎、原因不明の疼痛、慢性疲労症候群など、身体的な病気が起こりやすくなったりすることもあります。どんな病気として現れるかは、各自の体のどこに弱点があるかによって違います。

トラウマは体の状態も変えてしまう

危険な状況におかれると脳の興奮は増し、覚醒水準が高まります。覚醒水準とは、脳を中心とした神経系がどれだけ活発に働いているかということ。脳の過剰な興奮により、体の状態は今その瞬間を生き延びることを優先するモードに切り替わり、それは自律神経系や内分泌系などにも伝わります。

トラウマ体験となった出来事自体は終わっても、脳が「危険な状態にある」と判断しているかぎり、リラックスした状態には戻れません。

長期的には身体疾患も

危機的状況に対応するためのモードが続くことで、体のバランスが崩れ、さまざまな不調が現れやすくなります。その状態が長引けば、身体的な病気につながることもあります。

回避

考えや行動が極端に制限される

回避は、自分のトラウマに触れないようにし続ける状態をいいます。回避の症状が強いと、回復の妨げになりやすく、生活に支障をきたすこともあります。

強い恐怖感が根底にある

回避の症状は、思考と行動の両面に現れます。なかでも思考に現れる回避は、半ば自動的に起こるもので、自分ではわかりにくい症状です。

思い出すとつらくなるから……

トラウマ体験の記憶は過剰なもの。強い苦痛を感じます（→ P14）。

考えることを避ける

トラウマ体験や、それに密接に関連することについて考えることそのものを避けてしまいます。トラウマに向き合うことが難しく、回復の大きな妨げになります（→ P53）。

きっかけになりそうなことを避ける

考えないようにしていても、トラウマ体験の記憶のよみがえりは止められません。記憶がよみがえるきっかけになりそうな場所、状況、人、もの、会話、活動を避ける結果、行動が大きく制限されることもあります。

自分のトラウマ体験に関連する話題を徹底的に避ける → 話をしなくなる

トラウマ体験に関連する場所に決して近づかない → 部屋にこもりがちになる

加害者と共通する要素を感じる人を避ける → 人づきあいを避ける

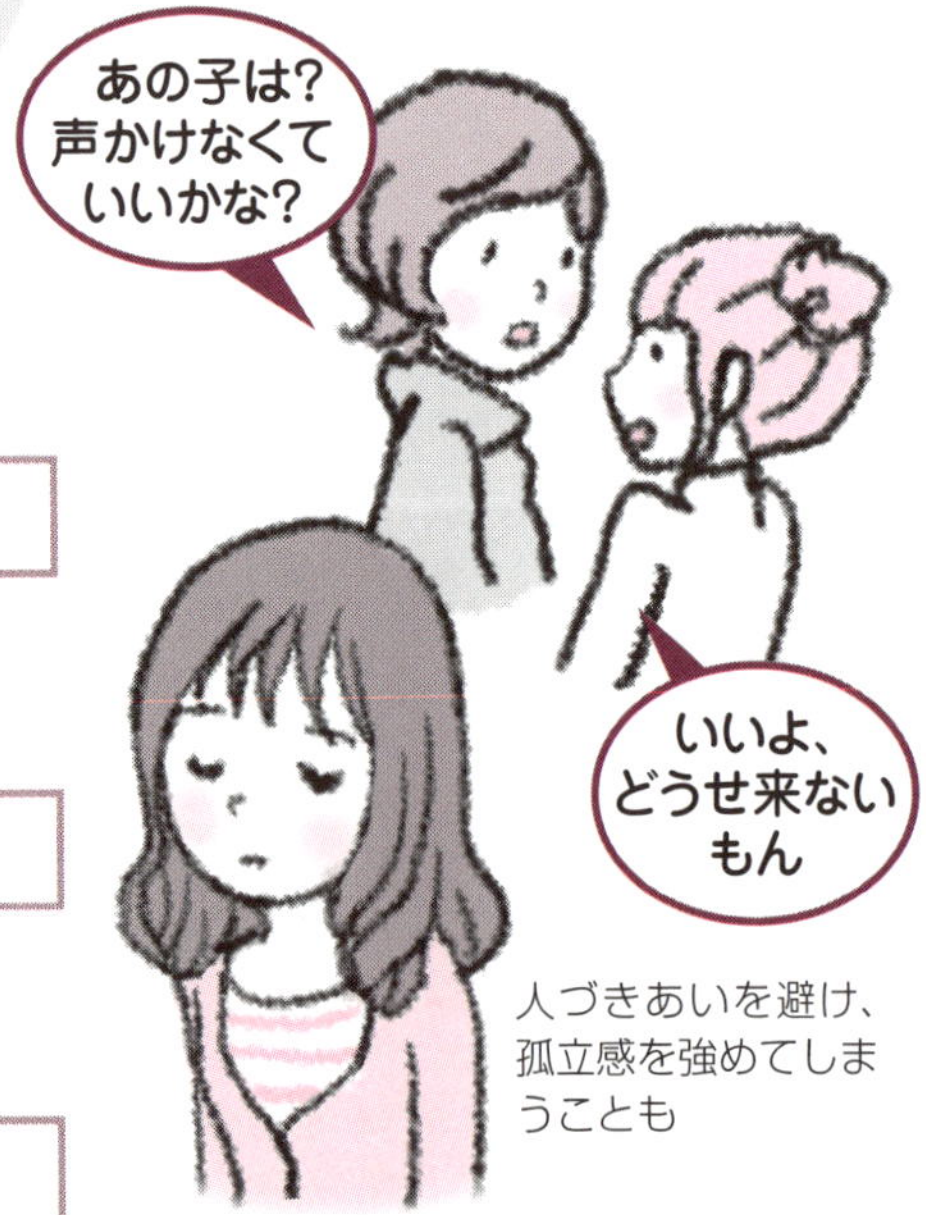
あの子は？
声かけなくて
いいかな？
いいよ、
どうせ来ない
もん

人づきあいを避け、孤立感を強めてしまうことも

再び心が傷つくことを避けるために起こる「回避」

回避には、恐ろしい体験の記憶がよみがえることで再び心が傷つくのを避けようとする、自己防衛策という面があります。

しかし、考えないようにしていても、トラウマの記憶は鮮明なまま残り続けます。ふとしたはずみによみがえり、再体験症状が生じることはありえます。それを防ごうとして、あらゆることを避けているうちに行動が極端に制限されれば、生活に支障をきたすこともあるでしょう。

回避を続けてもトラウマの記憶から逃れられず、感情麻痺《まひ》（↓P21）に行き着くこともあります。

「解離」はもうひとつの心の防衛システム

トラウマに対する心の防衛システムには、回避とは別の、「解離」という現象もあります。

解離は「ふだんの私」と「トラウマを受けたときの私」との間に隔たりができる現象です。

解離が起こると、自分の体験や行動を思い出せない、自分が体験したことなのに、他人事のように感じられるなどといったことが生じます。

回避と解離は別のものですが、いずれもつらい記憶から、自分を守るために起こるものともいえます。

危険な行動をくり返すことも

トラウマの影響で、周囲の目には不適切と映る行動をくり返すようになることがあります。これは、不快な感情や思考を避けるために、自分で調節しようとする試みととらえることもできます。

コントロールしにくい強い感情を抑えたり、ピリピリと張りつめた緊張感をやわらげたりするために飲酒や薬物に頼る、解離・健忘を起こしやすい人が、「生きている実感」を得るために逸脱した性行為や自傷行為をくり返すといったことがその例です。

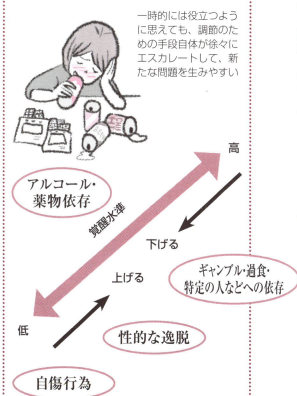

一時的には役立つように思えても、調節のための手段自体が徐々にエスカレートして、新たな問題を生みやすい

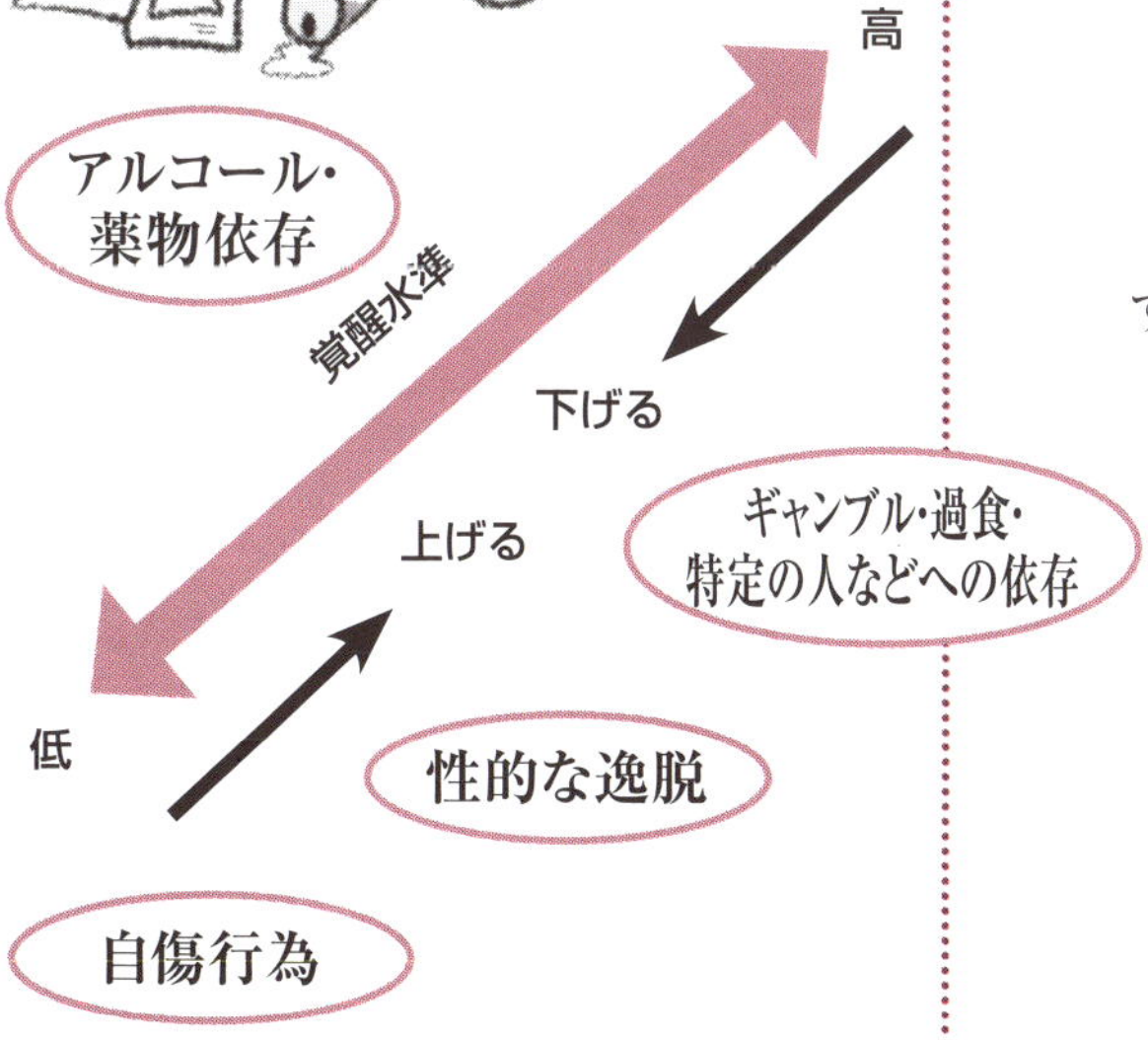
高
低
覚醒水準
下げる
上げる
アルコール・薬物依存
ギャンブル・過食・特定の人などへの依存
性的な逸脱
自傷行為

感情の調節障害

自分の気持ちがわからない、抑えられない

感情の調節障害は、複雑性PTSDの症状のひとつ。DSM-5でPTSDの症状として挙げられている「気分の否定的な変化」も、感情の調節障害の一種といえます。

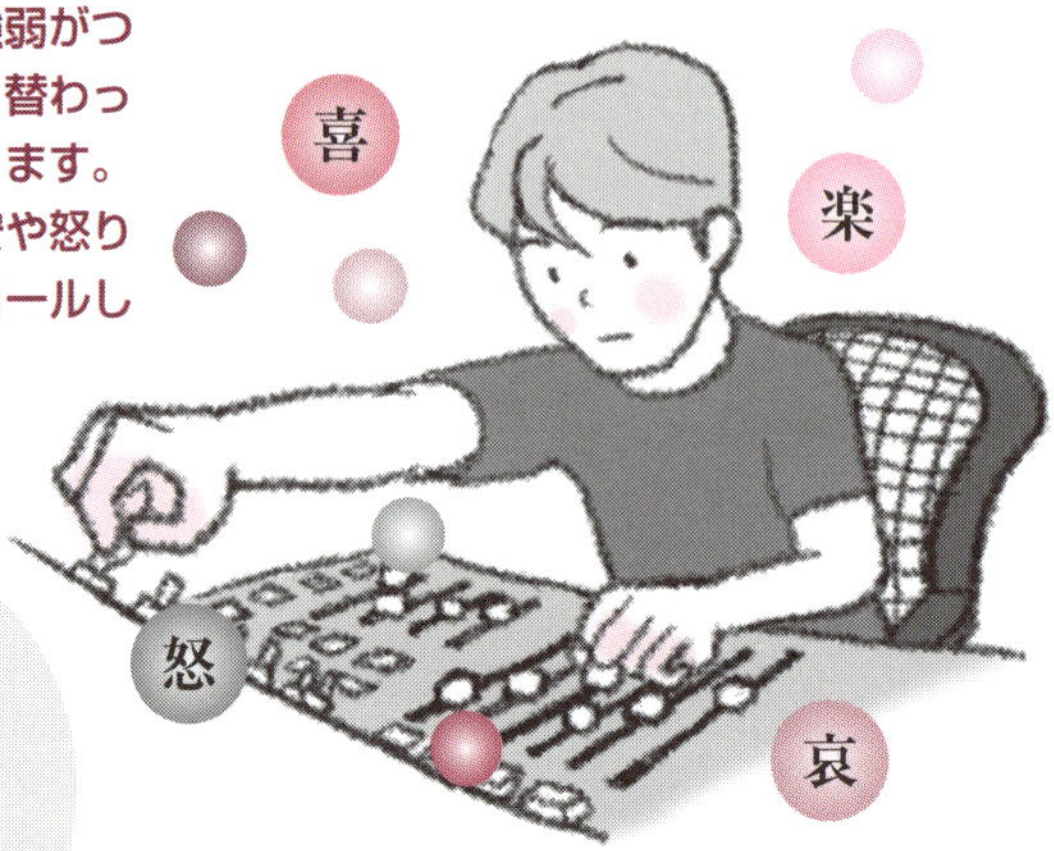

感情の調節は、複数の音のバランスを調節しながらよりよい響きをつくりだすミキシング作業のようなもの。それぞれの感情の強弱を調節していくことで、よりよい状態をつくりだせる

感情の調節障害の現れ方

感情は自分の状態に気づくためのサインです。思考や行動のもとになると同時に、思考や行動を変えることで強弱がついたり、より好ましい感情に切り替わったりと、調節できるものでもあります。

しかしトラウマがあると、不安や怒りなどの強い感情をうまくコントロールしにくくなります。

トラウマがあると……

●出来事そのものが苦しい感情をもたらす

●子ども時代に経験すると、感情を調節する力が育ちにくくなることも

ネガティブな感情が消えない

恐怖、戦慄、怒り、恥辱、不安、悲しみ、罪悪感など、トラウマ体験後に生じやすいネガティブな感情が、いつまでも続く状態です。

ポジティブな気持ちがわからない

喜び、しあわせ、満足感、楽しさなどを感じにくくなります。

いずれも心に傷を負ったことで生じる「気分の否定的な変化」の表れ

調節できなくなるパターンはいろいろ

ふだんは感情の調節ができていた人でも、圧倒的なトラウマ体験がもたらす強い感情は、思考や行動を通じた調節を難しくします。苦痛から逃れるために、あらゆる感情が隠され、なにも感じられなくなることもあります。

そもそも調節のしかたがわからないということもあります。幼少時の親子関係がうまくいっていない場合などは、調節能力が育ちにくくなります。人とのかかわりのなかで生じる複雑なトラウマは、感情の調節障害に結びつきやすいのです。

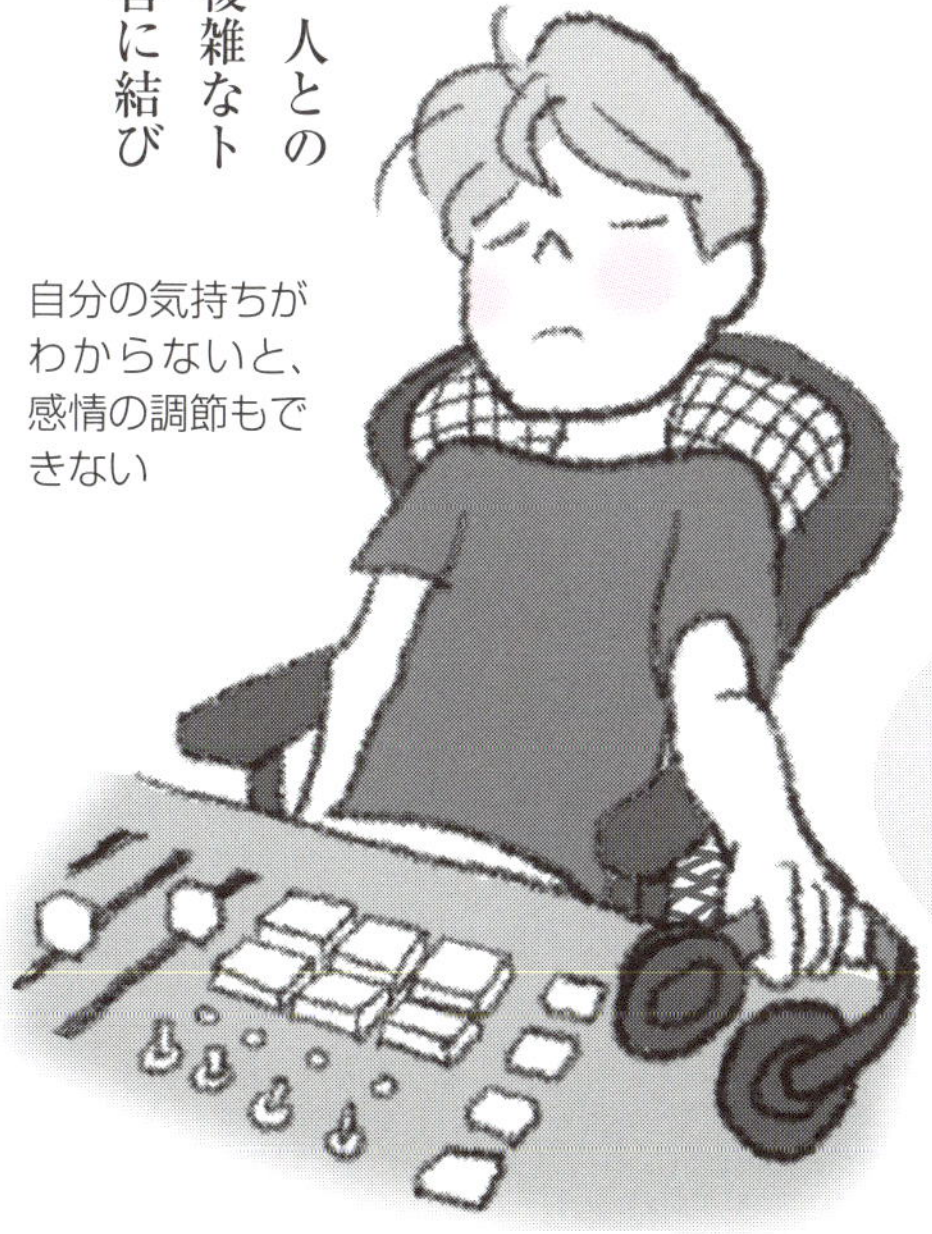

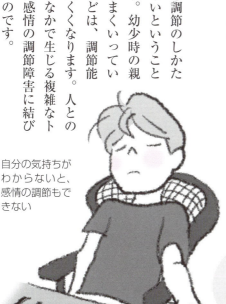

自分の気持ちがわからないと、感情の調節もできない

そもそも調節のしかたがわからない

感情を調節していく能力は、生まれながらに備わっているわけではなく、幼少時に身近な大人とのやりとりを通じて育まれていくものです（→ P44）。子ども時代にそうしたかかわりをもてない状況に置かれていた場合、自分の気持ちがわからない、調節のしかたもわからないという状態に陥りがちです。

抑圧

爆発

虐待を受けている場合などは、感情を抑えつけながら育つ。抑圧しなくてもよい状況に置かれたときには爆発的な行動に結びつきやすい

現実感がなくなる

自分のことなのに現実感がなく、どこかよそごとに感じられる状態は、解離の現れのひとつです。耐えがたい感情を「私」から切り離し、やり過ごしている状態です。

感情麻痺《まひ》

感情の調節障害の行き着く先は、なにも感じない状態、つまりは感情の麻痺です。ポジティブな感情を残して、ネガティブな感情だけを排除することはできません。すべての感情を感じないようにするしかないのです。

認知の調節障害

自分や相手、世界を否定的にとらえる

認知とは、ものごとや人に対する見方、考え方のこと。
トラウマ体験は、自分自身や相手、世界を見る目を変えて、ゆがませてしまうことがあります。

「ありのまま」をとらえられない

トラウマ体験後、危険を避けるためにものごとや人がより疑わしく見える「トラウマ眼鏡」を手放せなくなることがあります。その眼鏡をかけ続けていると、自分や相手のありのままの姿をとらえにくくなります。

トラウマを負うと……

●自分や相手、世界への信頼感がくつがえされ、認知の根底に否定感が固定される
●子ども時代に経験すると、そもそも信頼感が育ちにくいことも

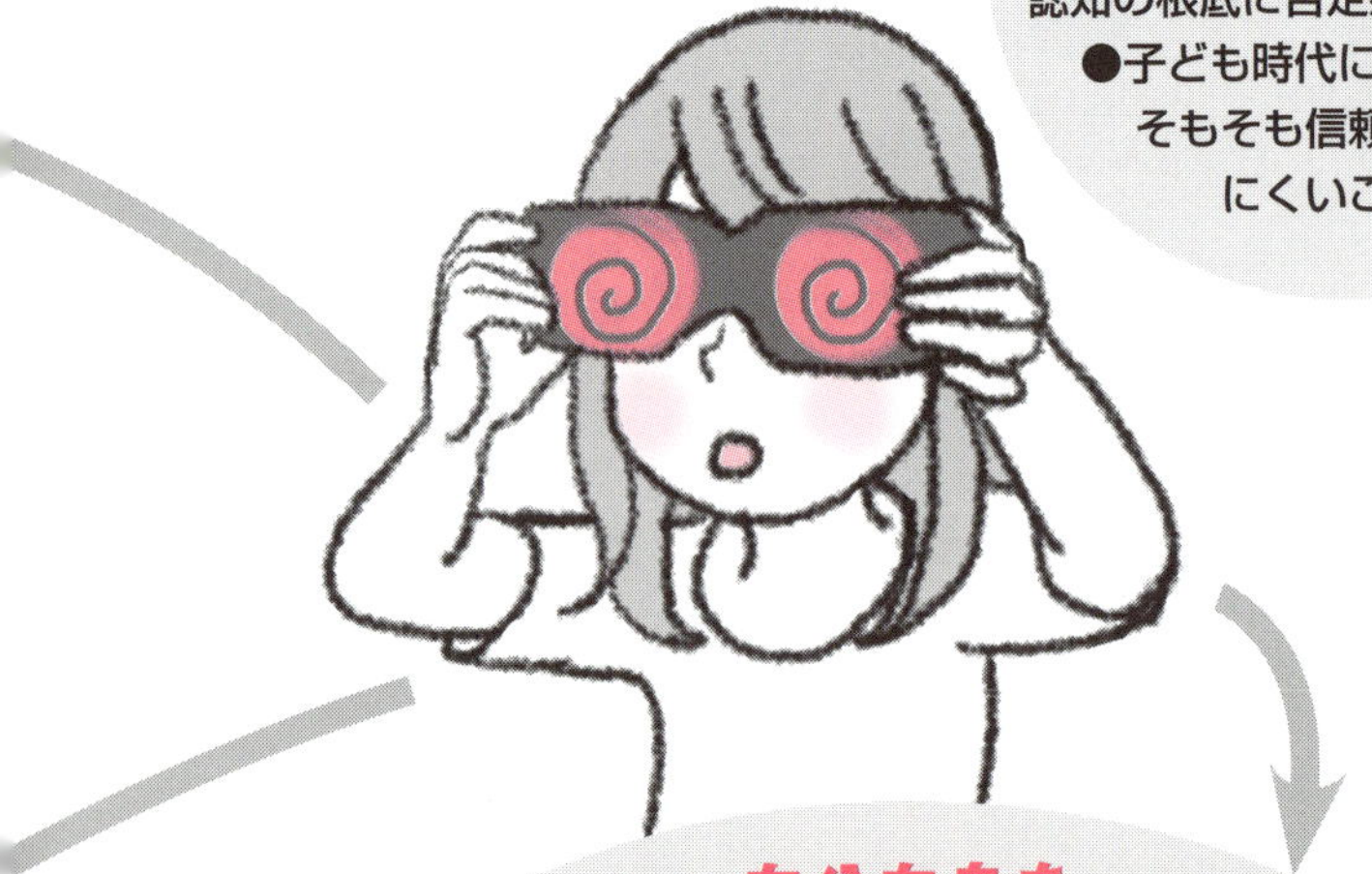

自分自身を否定的にとらえがち

トラウマを負ったのは「自分のせい」ではありません。「つらい目にあって当然の人」など、だれもいません。けれど、それならなぜ自分が、なぜ自分だけが、という思いはなかなか消えず、自分が悪いという考えにとらわれやすくなります。

自分は役立たずだ

あんな目にあったのは自分が悪いんだ

こんなふうになったのは自分のせいだ

とりかえしのつかないダメージを負った

こんな自分は恥ずかしい

自分は汚れている

極端な「自己否定」に結びつきやすい

自己否定感が強いと加害者の考えを取り込みやすく、それがさらに自己否定感を強めることも

「トラウマ眼鏡」は度の強すぎる眼鏡

トラウマ体験を「しかたがなかったこと」で済ませるのは難しいものです。自分自身を責めたり、だれかのせいにしたりするのも無理はありません。

ただ、トラウマの記憶は色あせることがありません。自分が悪いという思いを強めたり、だれも、なにも信用できず、つねに疑いの目でものごとをとらえやすくなったりします。

再びトラウマ体験となるような危険を見落とさないために、「眼鏡」は役に立つかもしれません。しかし、度の強すぎる「トラウマ眼鏡」は、目に見えるものの姿をすべてゆがませます。安全か危険か、かえってわからなくなるおそれもあります。

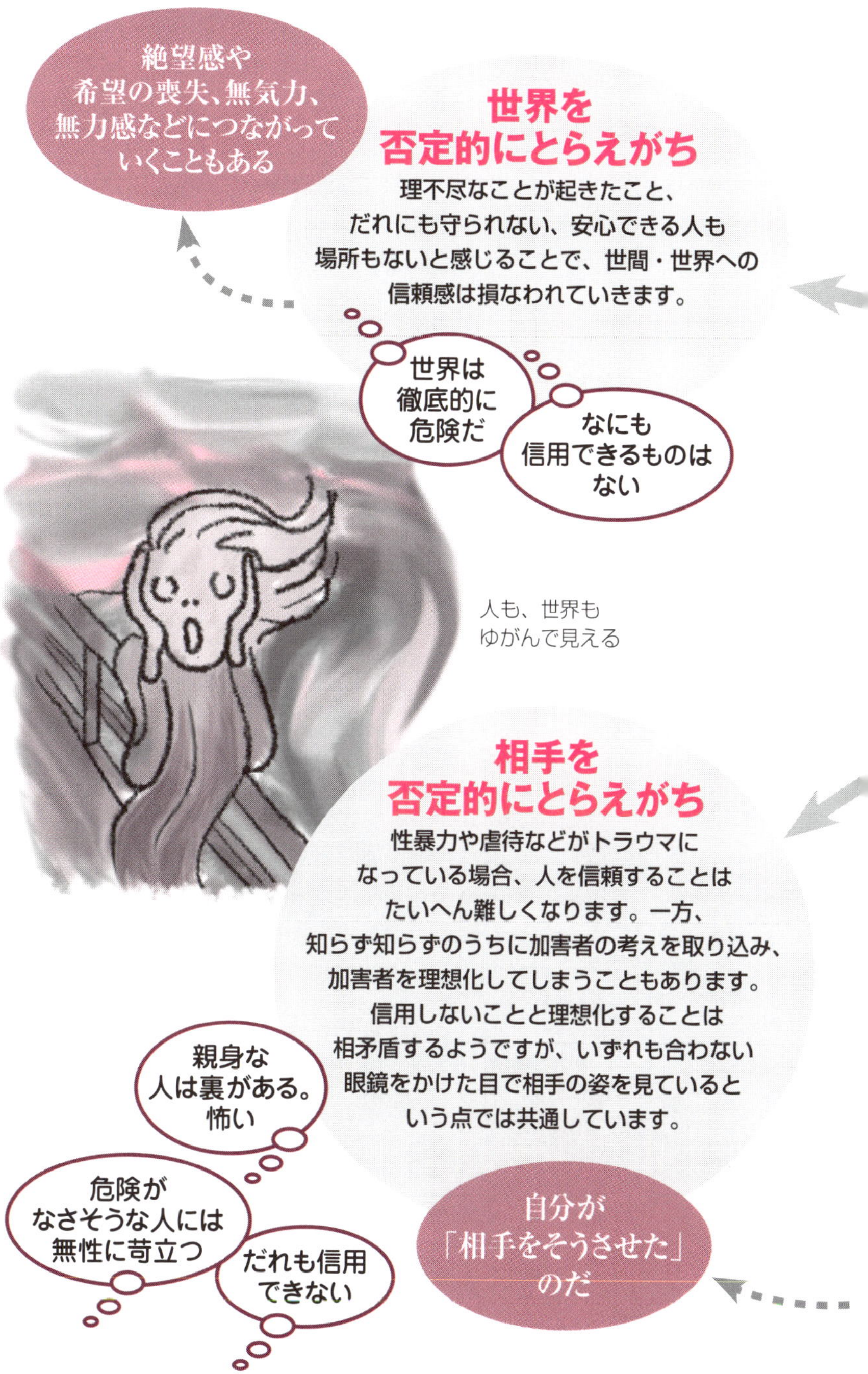
世界を否定的にとらえがち
理不尽なことが起きたこと、だれにも守られない、安心できる人も場所もないと感じることで、世間・世界への信頼感は損なわれていきます。
世界は徹底的に危険だ
なにも信用できるものはない
絶望感や希望の喪失、無気力、無力感などにつながっていくこともある
相手を否定的にとらえがち
性暴力や虐待などがトラウマになっている場合、人を信頼することはたいへん難しくなります。一方、知らず知らずのうちに加害者の考えを取り込み、加害者を理想化してしまうこともあります。信用しないことと理想化することは相矛盾するようですが、いずれも合わない眼鏡をかけた目で相手の姿を見ているという点では共通しています。
親身な人は裏がある。怖い
危険がなさそうな人には無性に苛立つ
だれも信用できない
自分が「相手をそうさせた」のだ
人も、世界もゆがんで見える

対人関係の障害

安定的な人間関係が結べない

感情や認知、行動などの調節がうまくいかないと、安定した人間関係を築くことも難しくなります。トラウマは、対人関係のあり方にも影響を及ぼすのです。

「うまくいかない」パターンのいろいろ

安定した人間関係を結び、維持するのはだれにとっても簡単なことではありません。人とのかかわりのなかで生じたトラウマは、それをさらに難しいものにしてしまいます。

ほどよい距離感を保ちにくい

だれに対しても、この人は安全か危険か、信用できるか、裏切られるのではないかという思いをもちながら接し、「トラウマ眼鏡」越しにそれを判断しているので、人とのほどよい距離感はとりにくくなります。

近づきすぎる
危険な相手を頼もしく思ったり、特定の人に頼り切ったりする

遠ざけすぎる
だれも信用できないので人づきあいを避ける。親身になってくれる人はかえって怖い

相手への期待・評価が両極端になりやすい

信用できると思う相手には完璧さを求め、どこまでも受け入れてほしいと無制限に期待してしまいます。しかし、その期待に応えられる人は少なく、裏切られたという思いを抱きがちです。

高すぎる
絶対的に信頼できる。素晴らしい

同じ相手に対して急に評価が変わることも

低すぎる
まったく信用できない。最低だ

自己調節ができないと人との関係は安定しない

対人関係がうまくいかないという悩みは、だれしも多かれ少なかれあるものです。関係性は相手との相互作用によって成り立つもの

過去の関係をなぞってしまう

「いやだな」と思うことがあったとき、それを相手のせいにして一方的に責め立てていると、関係は壊れてしまうこともあります。相手と自分を、過去に経験した加害者と被害者の関係に当てはめてしまうと、こうした事態が起こりやすくなります。

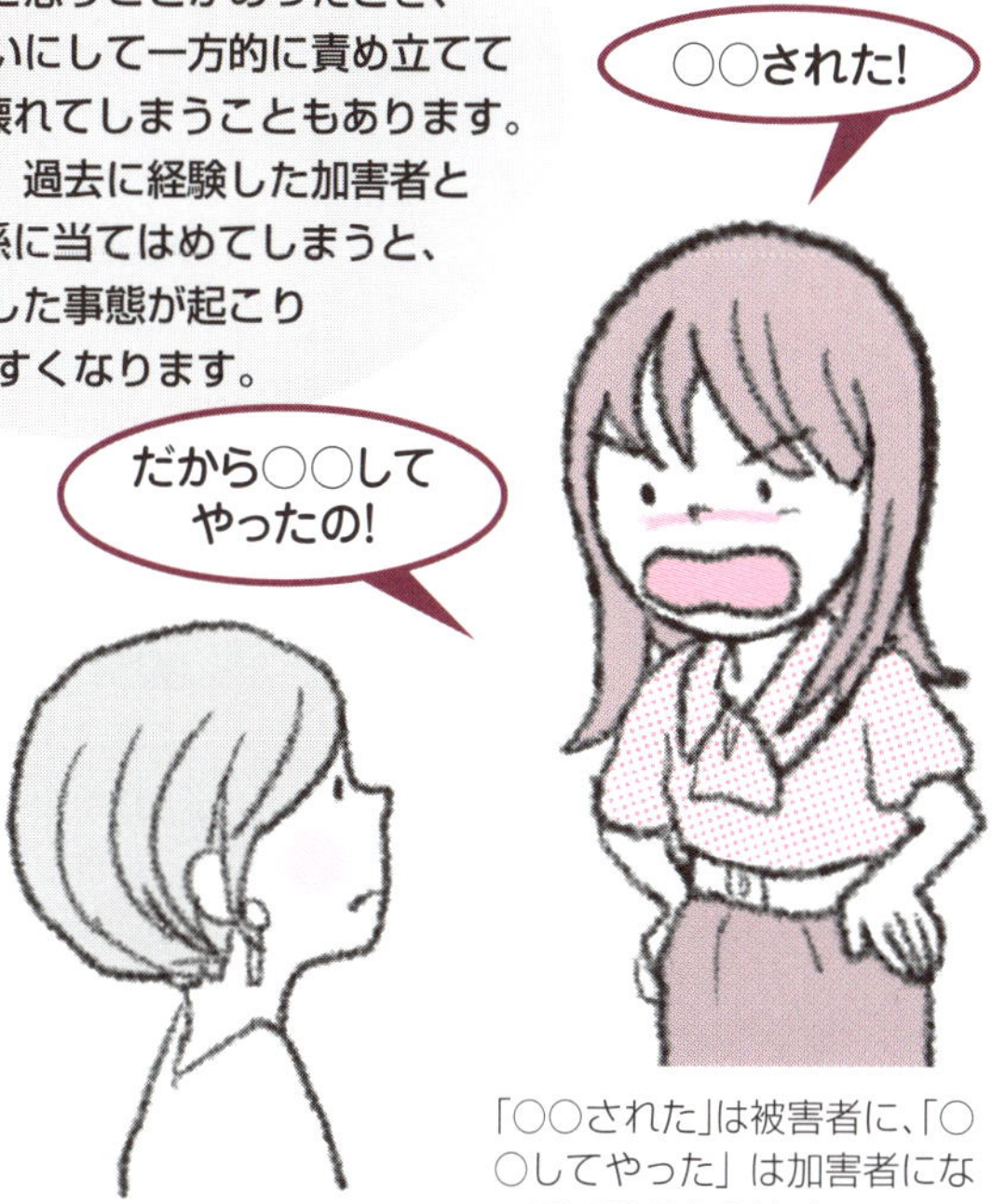

「○○された」は被害者に、「○○してやった」は加害者になっていることのサイン

支配-被支配の関係から逃れにくい

人とのかかわりがもたらすトラウマは、さまざまな力の差のもとで生じます。支配-被支配の関係もそのひとつです。自分自身の操縦桿を自分よりパワーのある人に握られ、操られることで、対等な関係とはなにか、どうやって自己調節すればよいかわからなくなります。支配-被支配の関係を逃れるには、まず対等な関係とはなにかを認識しつつ、自分をコントロールする力をつけていく必要があります。それがうまくいかないと、再び支配-被支配の関係にはまり込みやすくなります。

支配する側に……
自分が受けてきたように、相手を支配する

↕

支配される側に……
自分の価値を認められず、支配する人の言いなりに

なので、相手次第という面もあります。

　ただ、トラウマによる各種の調節障害は、対人関係をより難しいものにします。人とかかわる機会を避けたり、いつもイライラしていたり、安心できる相手には怒りをぶつけてしまったり――。こうした状態が続けば、安定した関係は結びにくくなります。対人関係に傷つき、さらに自己否定感やネガティブな感情が強まっていくことにもなりかねません。

なぜ気づきにくいのか?

だれにも言えない、覚えていない、聞かれない

日々感じている生きづらさがトラウマの影響によるものだとしても、周囲の人には理解してもらえなかったり、自分でも気づいていなかったりすることがあります。

トラウマがあっても……

トラウマによる症状を、周囲の人は「本人の問題」「性格が悪い」などという言葉で片づけてしまうことがあります。本人も、トラウマと自分がかかえている悩みとの関連に気づきにくいことがあります。

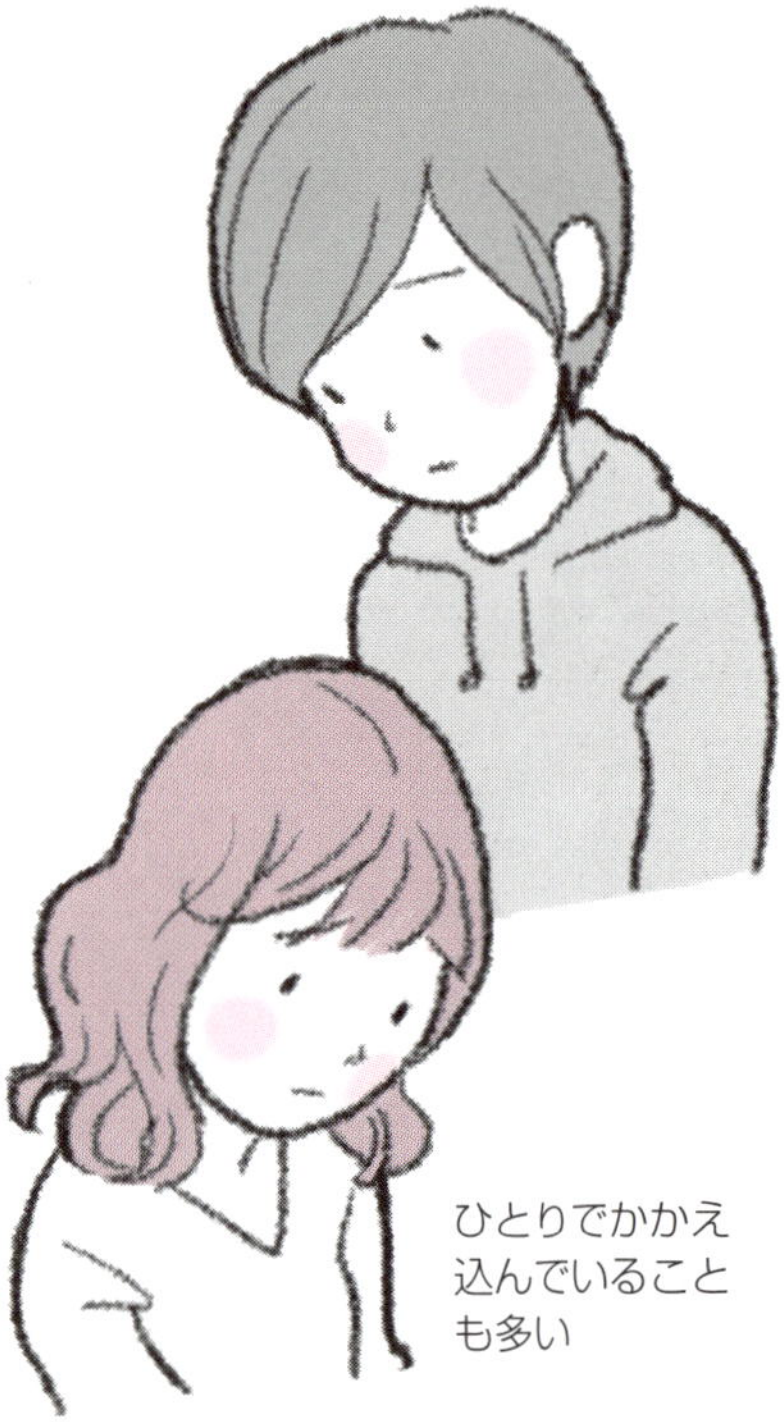

ひとりでかかえ込んでいることも多い

体験

だれにも言えない

家庭内の問題や、性暴力を受けたことなどは、なかなか人に言えない、言えなかったという人が少なくありません。

- だれかに話した結果、問題に巻き込まれるのではないか、自分が責められるのではないかなどと心配する
- 過去にだれかに話しをしたとき、心配していたとおりマイナスの結果になった
- 災害や大きな事故などの場合、自分だけが生き延びたことに罪悪感をもっている
- 加害者などに「黙っていたほうがよい」と脅迫されたり、指示されたりする
- 日常的にくり返されていて、それが「間違ったこと」であると知らない
- トラウマ=スティグマ（汚名・恥辱感）という意識が強い
- だれに、なにを伝えればよいかわからない

覚えていない

トラウマ体験の記憶は、抜け落ちていることがあります。覚えていない以上、トラウマがあると自覚されません。身体的な症状だけが前面に出てくることも多く、心の問題は見過ごされがちです。

わかってもらえないから ますます苦しくなる

「感情の調節がきかない」「自己否定感が強い」「対人関係がうまくいかない」といったことで悩んでいる場合、たとえばうつ病などと診断されることもあるでしょう。ただ、トラウマの影響で起きているうつ症状は、薬が効きにくく、治りにくいことがわかっています。

一方で、原因となっているトラウマの存在は、トラウマ体験から長い時間がたてばたつほど、問題視されなくなる傾向があります。「つらい体験はだれにでもある。それを乗り越えられないのは本人の問題」などと言われることもあります。本人は「だれにも理解されない」「自分が悪い」などという思いをかかえ、ますます生きづらくなりやすいのです。

聞かれない

眠れない、憂うつ感が消えない、原因不明の体調不良が続くなどといった症状で受診した場合、過去の体験まで詳しく聞かれないこともあります。

現在、現れている症状を抑えるための薬が処方されるだけ、改善がみられなければさらに薬が増えるだけといったことも、起こりやすくなります。

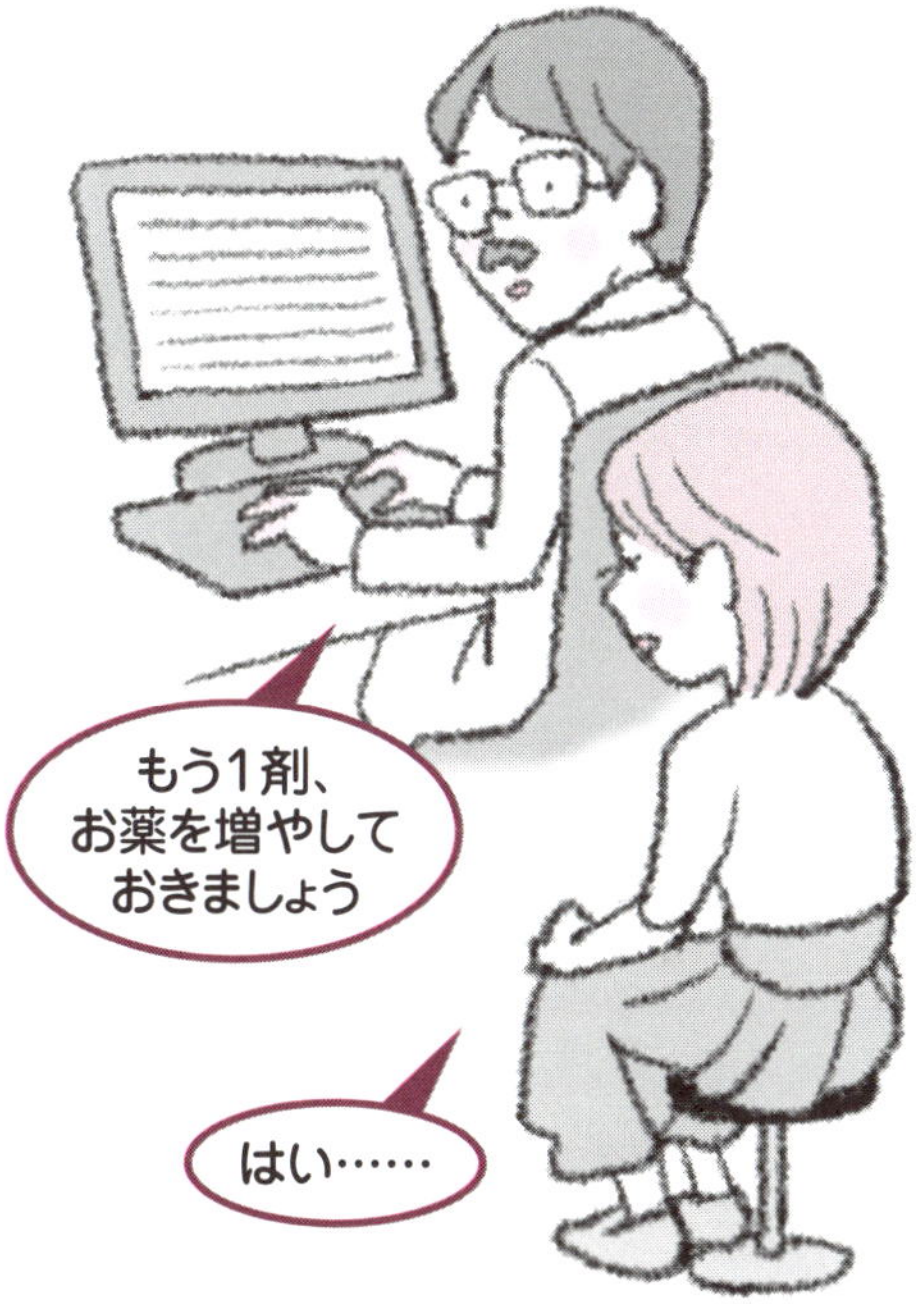

結びついていない

今苦しんでいる症状と、これまでの体験が関連するとは思わない、思われないこともあります。トラウマ体験から長い年月がたつほど、「そんな昔のことは関係がない」と考えられがちです。

症状

トラウマがかかわる病気

症状の現れ方で診断名は違ってくる

トラウマがかかわる病気は、ＰＴＳＤあるいは複雑性ＰＴＳＤばかりではありません。別の診断名がつくこともあります。

トラウマの影響で起こりやすくなる病気

トラウマの影響はいろいろな現れ方をします。PTSDは、その名からもトラウマとの関連は明らかですが、ほかにもトラウマが深くかかわっていると考えられる病気・障害はいろいろあります。

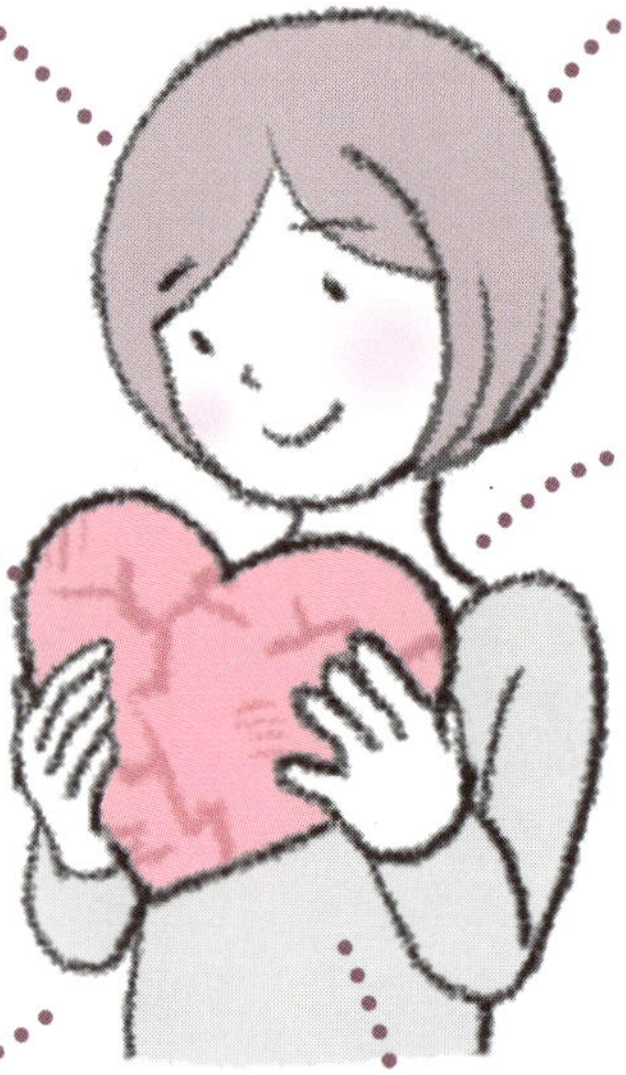

心的外傷およびストレス因関連障害群

診断基準に当てはまるトラウマ体験があり、その後、特定の症状が続いていれば、PTSDまたは複雑性PTSDと診断されます(→P8、10)。体験後1ヵ月以内に発症し、1ヵ月以内に回復した場合には急性ストレス障害とされます。

解離性障害

自分の体験や行動を思い出せなかったり、自分のことではないように感じられたりする状態を「解離」といいます。

解離は幅広い現象で、その程度が強い場合には、解離性同一性障害(解離性同一症)、いわゆる多重人格になることもあります。ひとりではかかえきれないトラウマの記憶を、「私」とは別の人格状態に保持してもらうことで「私」を守っているのだと考えられますが、ひとりの自分としてのまとまりはなくなってしまいます。

自分の中に、まったく別のだれかがいるようなもの。専門家のかかわりが必要

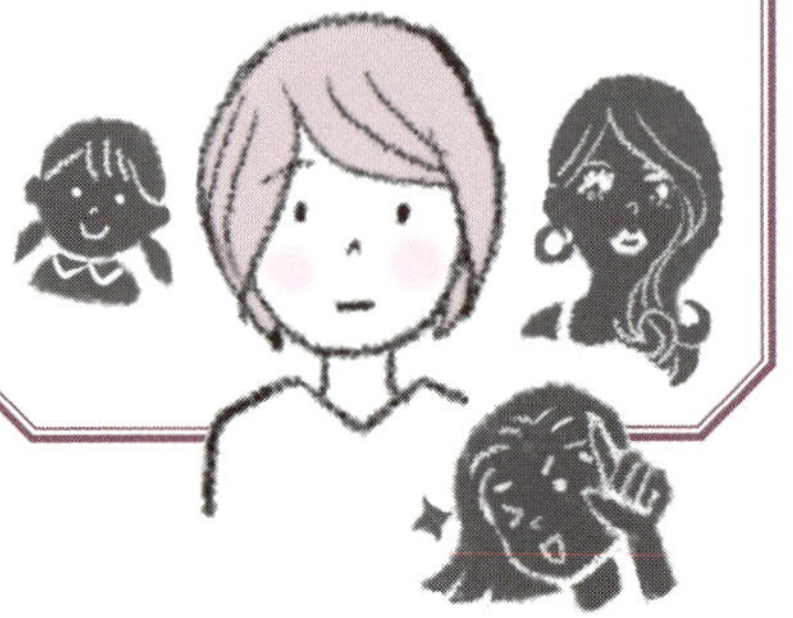

身体症状症
(身体化障害)

体の症状のみが問題になる「身体化」は、解離の一種という面もあります。トラウマ体験そのものの記憶は抜け落ちていても、体にはトラウマの影響が残り、痛みなどの身体症状や、運動症状が現れることもあります。

パーソナリティ障害

一般に期待されるものとは異なる反応や行動をくり返すことで、本人、あるいは周囲の人が困っている場合には「パーソナリティ障害」と診断されることがあります。

パーソナリティ障害にはさまざまなタイプがありますが、たとえば境界性パーソナリティ障害は、背後に複雑なトラウマが隠されていることが少なくありません。

依存症・嗜癖

アルコールや薬物など、物質への依存や、ギャンブル、買いもの、性行為など、行為への依存は、いずれもトラウマによる調節障害に対する自己治療的な試みであるという説もあります（→P19）

その他

睡眠障害やネガティブな感情の強まり、自己否定感が強まることで、うつ病などと診断されることもあります。

子どもの場合、トラウマによって現れる症状は、たとえば衝動性の高さなど、発達障害、なかでもADHDの子どもが示す症状と重なるところがあります。ただ、トラウマは「外傷」であり、発達障害とは異なるものです。

トラウマがかかわる病気はPTSDだけではない

トラウマがあること自体は、病気や障害ではありません。ただ、トラウマの影響で生活上の問題が生じ、大きな苦痛を感じているのなら、「心の病気」として対処していく必要があります。

心の病気は、どのような症状が、どんな状況で起こり、どのくらい続いているかということから、具体的な診断名がつけられます。

ＰＴＳＤや複雑性ＰＴＳＤと診断された場合には、トラウマの影響であることは明らかです。

一方、トラウマ、とくに日常的にくり返されてきた、つらい体験によってできた複雑なトラウマの影響は多岐にわたります。今、困っている症状に対してつけられた診断名がＰＴＳＤや複雑性ＰＴＳＤではなかったとしても、トラウマの影響がないとは言い切れません。

トラウマが関連していると薬だけでは改善しにくい

心の病気を治すために、薬物療法が重要な柱のひとつとされていますが、トラウマの影響で起こる症状に対する効果は限界があります。

治療を重ねても一向に改善せず、薬ばかり増えていくような状態が続いているなら、トラウマへの対応を考えてみましょう。

COLUMN

語りにくくても大切なこと①

トラウマになりやすい性的な被害

表面化しにくいトラウマ体験

　トラウマとなりうる出来事のひとつに、性暴力があります。性別や年齢を問わず、自分が望まない性的な行為を強いられることは、最も深刻な人権侵害であり心身に大きな傷を残します。

　自然災害の被災者にくらべ、レイプ被害者は、その後PTSDになる確率が非常に高いことが知られています。実際、性暴力以外のトラウマ体験が主な訴えで治療機関を訪れたという人のなかにも、治療を進めるうちに、じつは過去に性暴力、性虐待の体験もあったとわかる人が少なからず見受けられます。

　性器の挿入にかぎらず、本人が望まない性的な接触、性的な画像や動画などを見せるなどといったことも、性暴力に含まれます。痴漢行為などを含めると女性の二〜三人に一人、男性の一〇人に一人が被害を受けているという調査報告もあります。

　性的な体験は最もプライベートなことであり、被害を訴えられない人も多いことから、なかなか正確な実態はつかめません。しかし、性暴力はトラウマ体験のなかでは珍しくない、むしろかなりの割合を占めていると考えられます。

▼ PTSDを発症する確率※

PTSDの生涯有病率		男性5.0%、女性10.4%
体験の種類別有病率	強姦（レイプ）	男性65.0%、女性45.9%
	身体的暴力	男性1.8%、女性21.3%
	暴力の目撃	男性6.4%、女性7.5%
	事故	男性6.3%、女性8.8%
	自然災害や火事	男性3.7%、女性5.4%

※ Kesslerら（1995）によるアメリカ合衆国でのPTSDの有病率。生涯有病率は、一生のうちPTSDとなる人の割合がどれくらいか、体験別有病率は、ある体験をした人のうち、どれくらいの人がPTSDになるかを示す数字

第2章 トラウマの影響はなぜ長引くのか?

過去の体験からどんなに時間がたっていようと、
トラウマは影響を及ぼし続けます。
トラウマは、脳と体、人と人のつながり方に変化をもたらします。
なにが、どのように変わるのか――。
それを知ることが、トラウマの影響から逃れる第一歩です。

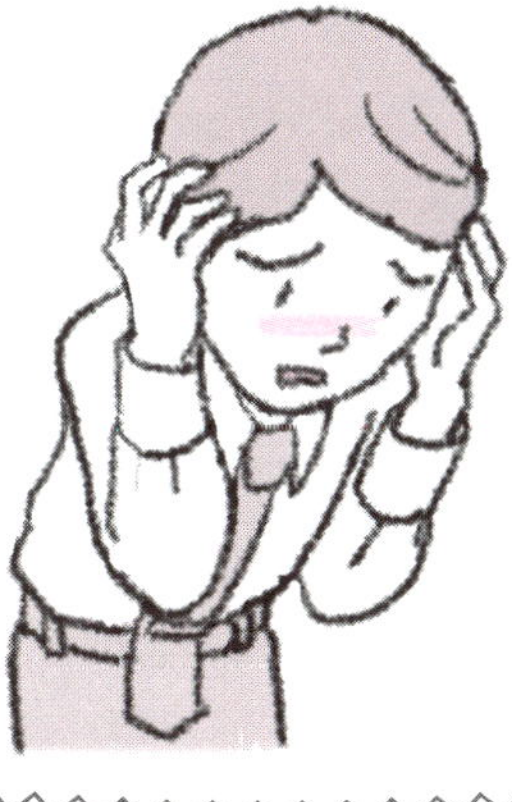

「心の傷」の「心」とは

脳の働きが「心」のすべてではない

心は、とても広い概念で、さまざまなつながりのなかにあるものです。そのつながり方を調節しているのも心の働きです。だから心の傷、つまりトラウマが引き起こす調節障害は、さまざまな領域に影響を及ぼすのです。

「心」は複雑なもの

心は脳の働きと同一視されることもあります。しかし、脳と脳以外の体とのつながり、自分と外界とのつながりがなければ、心は生まれません。「つながり」は流動的なもの。つねに揺れ動いています。

心

脳と体のつながり、人と人とのつながりから生まれ、それを調節していくもの

脳

体から伝わってきた電気信号を情報としてとらえ、その場に適した対応をとれるよう、新たな電気信号をつくりだす

自分の体内のつながり

脳と体に張りめぐらされた神経系が、電気信号によって情報を伝える役目を果たしています。

体

心臓、肺をはじめとする臓器の働き、体の動きなどは、脳からつながる神経系によって調節される。体がとらえた情報は脳へ送られ、感覚や感情、思考などを生む源泉となる

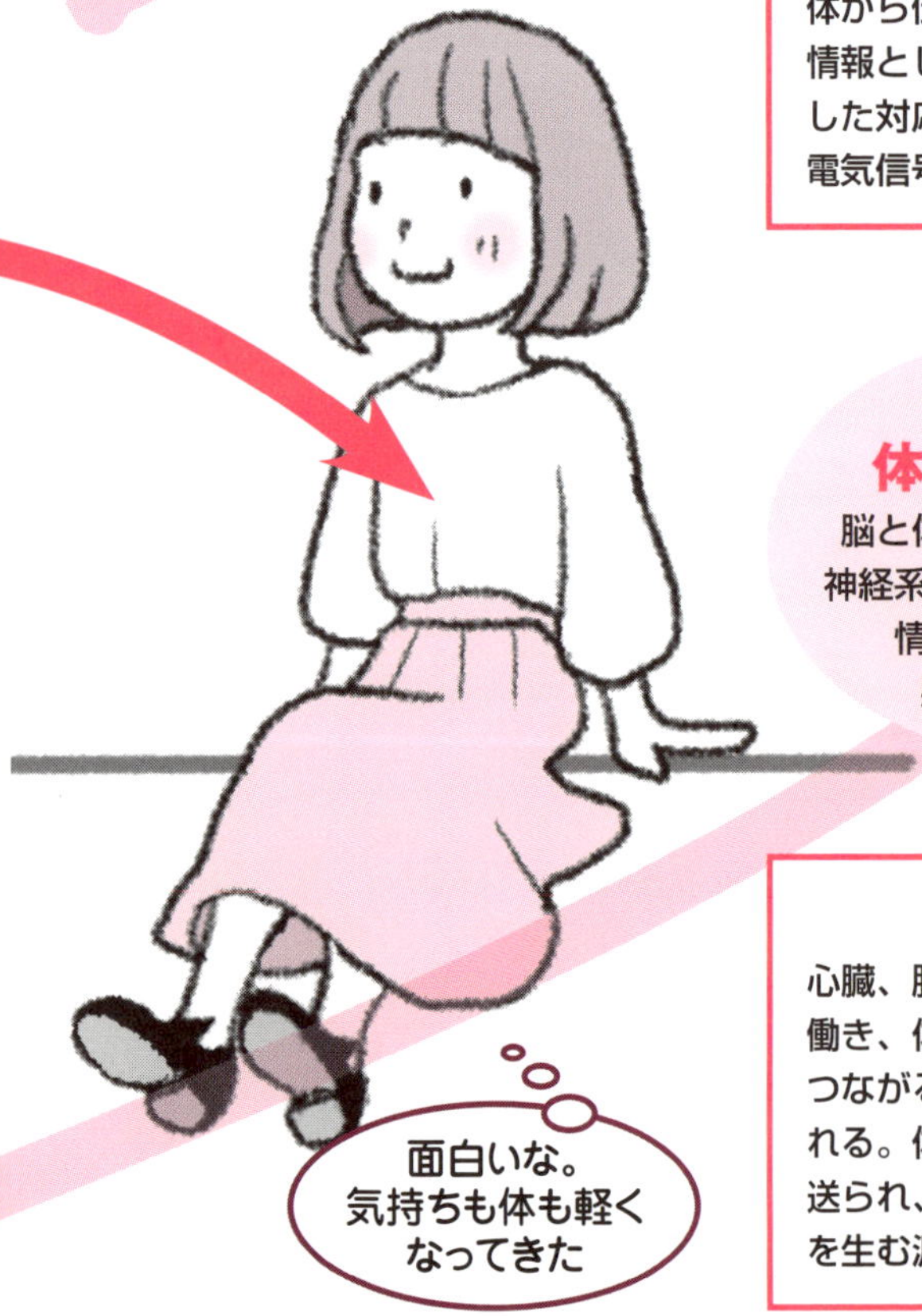

心は「頭の中」だけで生じるわけではない

著名な精神科医であるダニエル・シーゲル博士は、「心とは関係性や身体的なつながりのプロセスであり、エネルギーと情報の流れを調節するものである」と述べています。これは、どういうことでしょうか？

生命活動にはエネルギーが必要です。エネルギーが生み出す電気信号や化学物質を媒介として、情報を伝えあうことで脳と体はつながっています。

脳と体とのつながりを調節する過程で、脳の働きは重要です。脳は体の一部ですが、神経細胞の興奮という形で伝わるエネルギーを情報として整理し、新たな流れをつくるという特殊な役割があります。脳の働きは、心の主要な部分を占めているといえます。

一方で、脳の働きは「頭の中」だけで完結するものではありません。体がとらえ、脳に送り出す信号によって、脳の働きは変わります。自分の体内で起きていることだけでなく、だれかの言葉や表情などをとらえ、脳に信号として送り出すのも体の役割です。この文章も、書き手が発した文字を感覚器官がとらえ、脳がその信号を受け止めることで情報となります。

エネルギー・情報はつねに流れ続け、適宜調節されています。「頭の中」だけにとどまらない調節の過程が「心」といわれるものなのです。

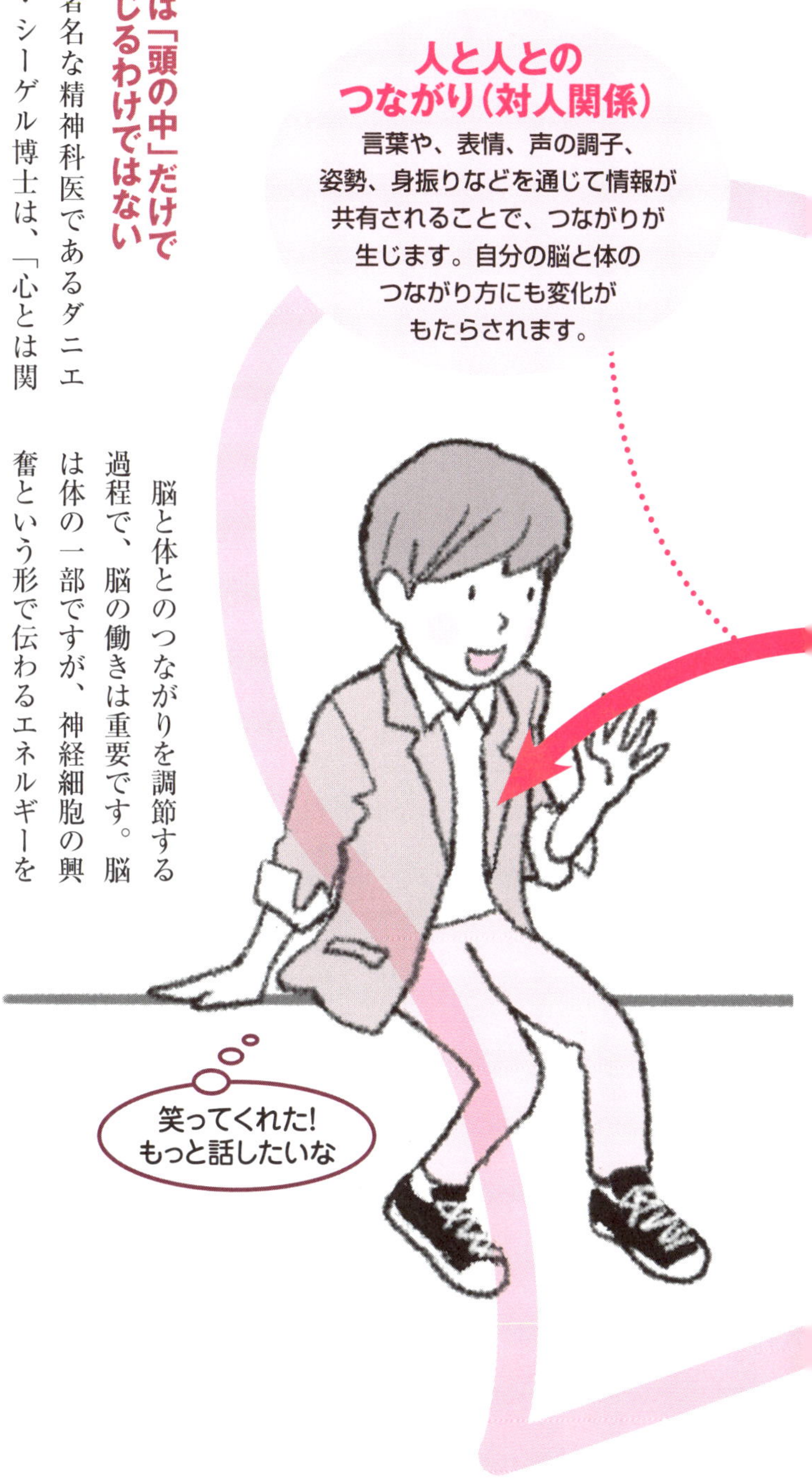
人と人とのつながり（対人関係）
言葉や、表情、声の調子、姿勢、身振りなどを通じて情報が共有されることで、つながりが生じます。自分の脳と体のつながり方にも変化がもたらされます。
笑ってくれた！もっと話したいな

だれにでも起こること

トラウマ体験は三つの反応を引き起こす

「危ない！」と感じた瞬間、考えるより前に身体的な変化が生じます。これはだれにでもみられる生理的なストレス反応で、トラウマ体験に直面したときもこれが起こります。

危険を感じたときの反応は3パターン

危険を感じたときにはストレス反応が起こり、身体的な変化が生じます。そのパターンは３つあり、英語（ファイト、フライト、フリーズ）の頭文字をとって「３つのＦ」といわれます。
「危険は去った」「もう安心」という感覚が心の底から得られないかぎり、ストレス反応は続きやすくなります。

心身の安全が脅かされるような状況

↓

脳の警戒システムが発動し、ストレスホルモンが分泌される
（→ P40）

↓

交感神経の働きが強まり、血圧の上昇、心拍数の増加、呼吸が浅くなる

闘争も逃走も無理だと……

↓

Fight
闘争

危険に立ち向かい、脅威を与えるものや状況、人を攻撃し、打ち負かすことで現状を打破しようとする反応です。

- 過活動
- 攻撃的な言動
- 反抗的になる
- 限界を試す

など

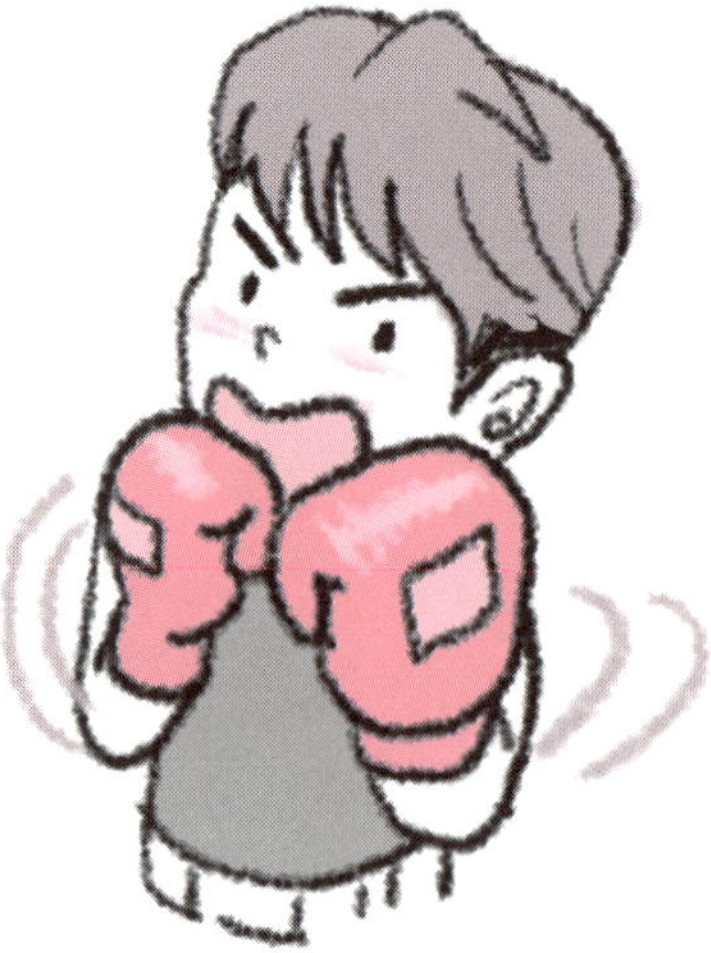

交感神経の興奮が高まった状態が続く

身体的反応が先に立つ状態

　危険な状況に置かれたとき、ふだんと同じように行動していたら命にかかわるおそれがあります。そのため、脳が危険を察知したときには、それが「本当に危険なものかどうか」を判断する間もなく身体的な反応が起こるようなプログラムがしくまれています。エネルギーと情報の流れが、通常とは異なる状態になるわけです。

　右に示した「三つのF」のどのパターンを示すかは人によって異なりますが、いずれにしろ「こうしよう」と理性的に考える間もなく反応は生じます。

　状況を自覚し、理解したときには、すでに手が出ていたり、逃げ出していたり、動けなくなっていたりします。その結果、危機的状況を脱することができれば、徐々に元の状態に戻っていきます。

　トラウマ記憶にはその状態が固定されます。引き金（→P39）が引かれると、エネルギーと情報の流れは非常時に逆戻りします。危険時に起こる反応が、平常時にも出てきやすくなります。

Flight 逃走

　危険な状況から逃げ出すことで、命を守ろうとする反応です。人づきあいを避けるといった回避行動は、逃走反応が固定化した症状の現れ方のひとつです。

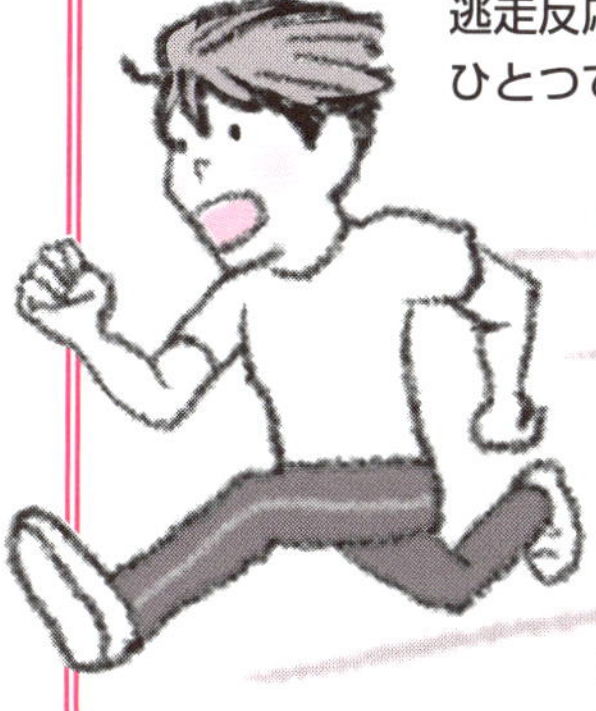

引きこもり　エスケープ　孤立　回避　など

交感神経の働きが強まるという点では、闘争反応と共通している

Freeze 凍りつき

　あまりの恐怖に立ちすくみ、凍りついたように動けなくなってしまう状態。闘うことも、逃げることもできない子どもが用いることのできる唯一の方法といえます。副交感神経のうち、古い神経回路の働きが強まった状態です（→ P92）。

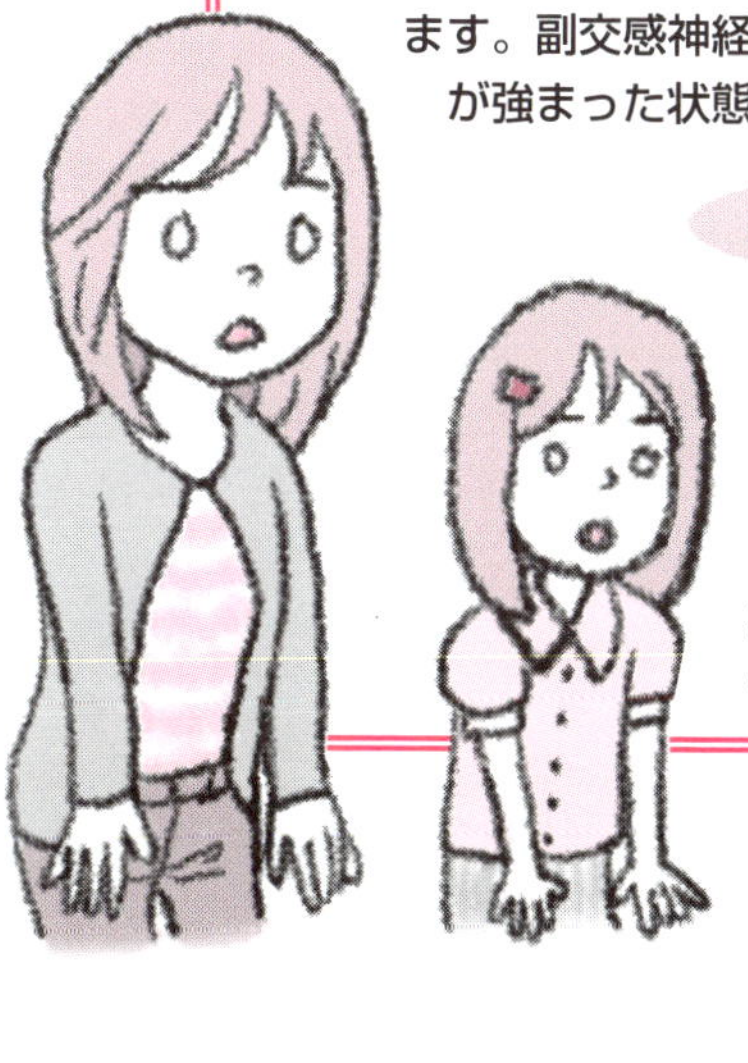

ぼうっとすることが多い　記憶の抜け落ちが目立つ　無感情　など

危機を乗り切るための、より原始的な反応

ストレスとトラウマの違い

危険が去っても元に戻らない状態がトラウマ

ストレスは心のひずみ。ひずみを与えるものをストレッサーといいます。通常、ストレッサーがなくなればひずみは解消されます。しかし、トラウマの場合は残り続けます。

戻りの良し悪しを決める要因

心を「バネ」にたとえて、ストレスとトラウマの影響の違いを考えてみましょう。バネは伸びたり縮んだりするもの。縮んだバネが元の状態に戻らなければ、本来の役割を果たせません。

バネ、つまり心の状態が元に戻るか戻らないかを決める要因は、複数あります。

体験そのものの大きさ

よくある体験か、命にかかわるような過酷な体験かで、影響の残り方は異なる

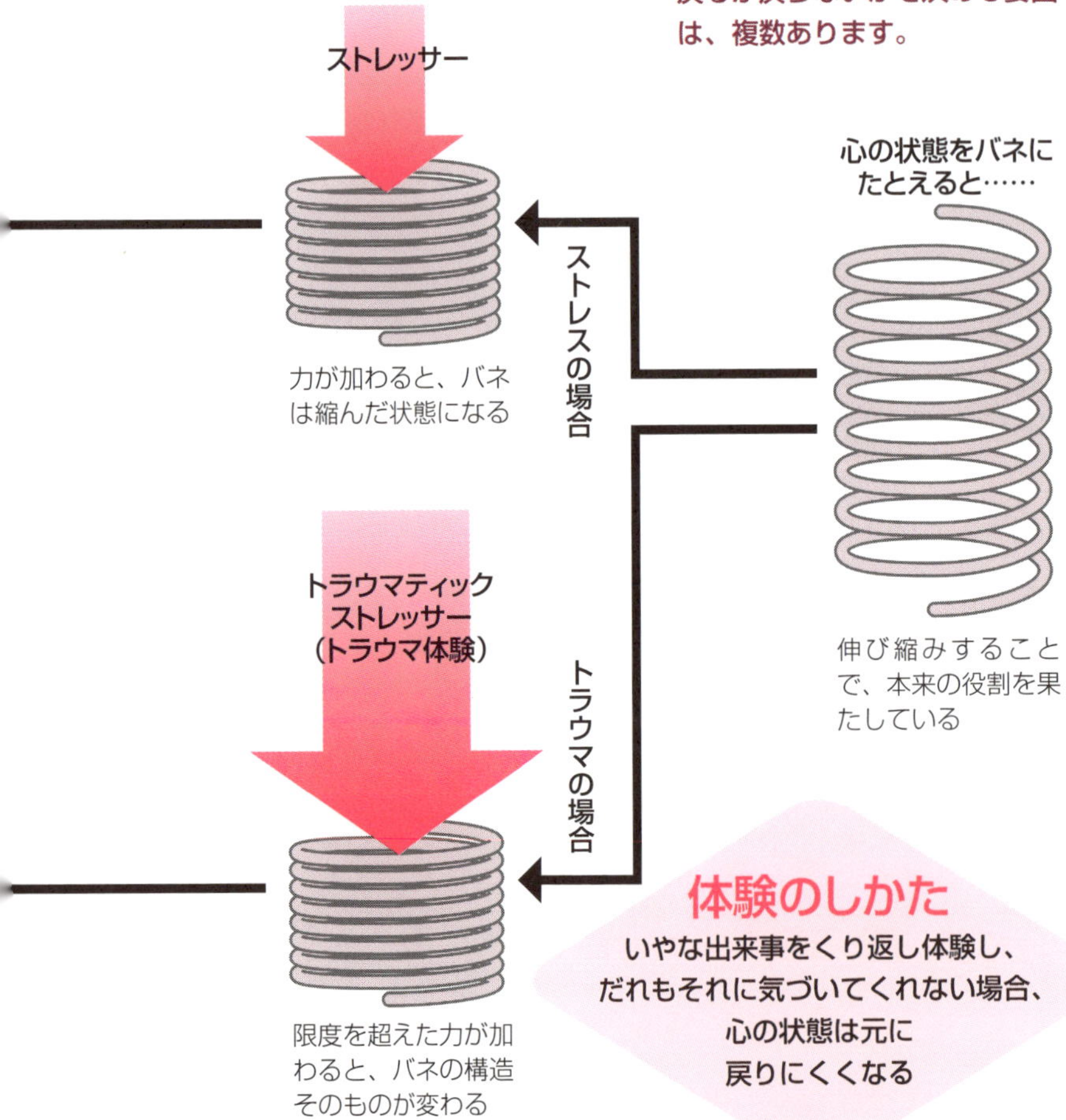

心の状態をバネにたとえると……
伸び縮みすることで、本来の役割を果たしている
ストレスの場合
ストレッサー
力が加わると、バネは縮んだ状態になる
トラウマの場合
トラウマティックストレッサー（トラウマ体験）
限度を超えた力が加わると、バネの構造そのものが変わる

体験のしかた

いやな出来事をくり返し体験し、だれもそれに気づいてくれない場合、心の状態は元に戻りにくくなる

限度を超えた力が加わると変形したままに

人間は出生直後から人とかかわり、世界とかかわるなかで発達を遂げていきます。外界とのかかわりのなかで生じるストレスは、必ずしも悪いものではなく、成長や学びにつながる面もあります。

心には、多少のストレスは跳ね返す力があります。こうした回復力をレジリエンスといいます。レジリエンスが十分に働き心の状態が元に戻れば、ストレスの原因となった体験は思い出のひとつになります。いつしか「よい経験だった」と思うことさえあるでしょう。とてもそうは思えない「いやな思い出」であったとしても、そのために現在の心の働きが損なわれることはありません。

一方、限度を超えた力が加われば、心の状態はひずんだまま元に戻らなくなります。体験そのものは終わっていても、心の状態は体験時のまま固まってしまいます。

ただ、変形したバネを巻き直せば弾力性が戻るように、心の状態も元に戻していくことは可能です。

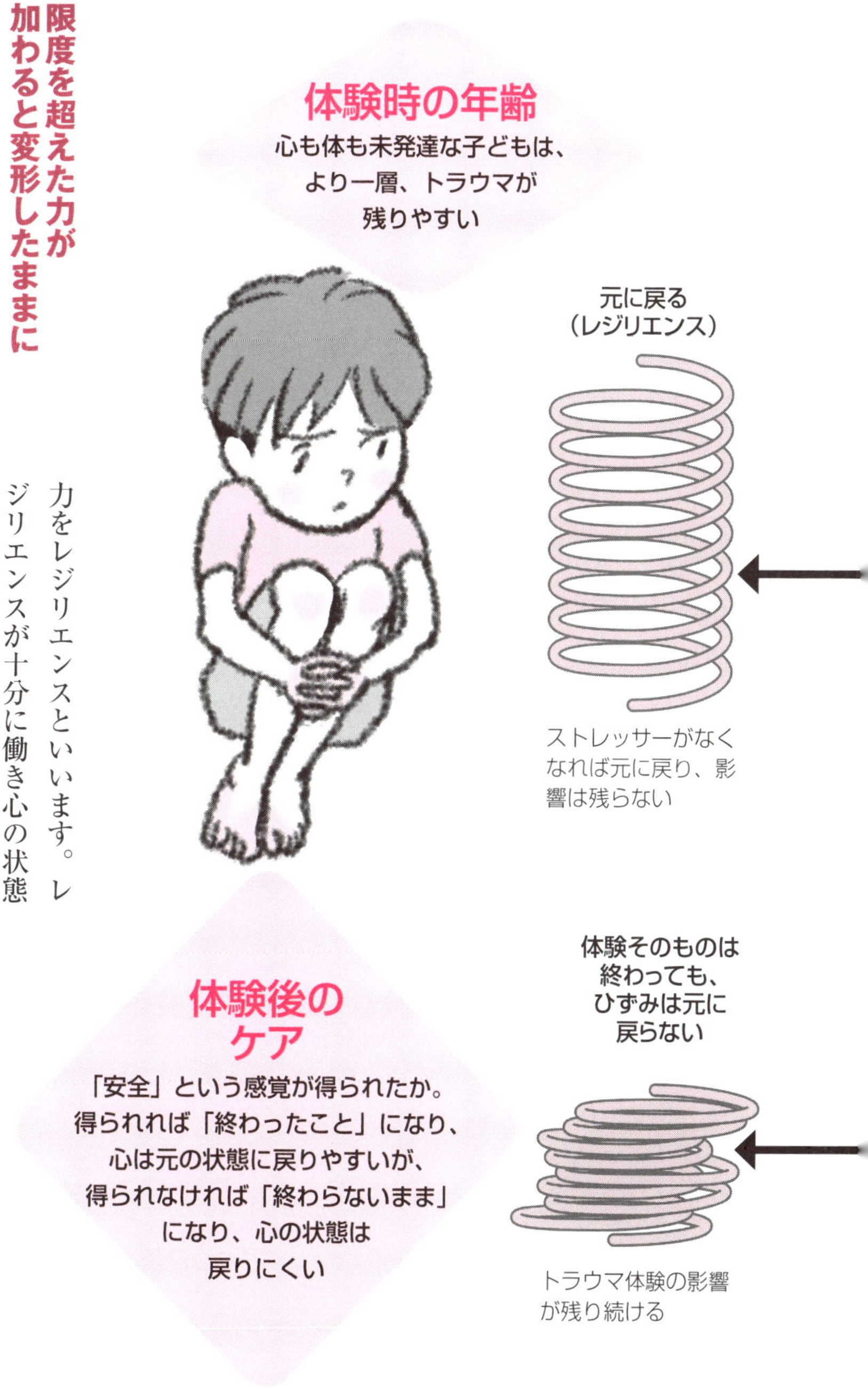
体験時の年齢
心も体も未発達な子どもは、
より一層、トラウマが
残りやすい
元に戻る
（レジリエンス）
ストレッサーがなく
なれば元に戻り、影
響は残らない
体験後の
ケア
「安全」という感覚が得られたか。
得られれば「終わったこと」になり、
心は元の状態に戻りやすいが、
得られなければ「終わらないまま」
になり、心の状態は
戻りにくい
体験そのものは
終わっても、
ひずみは元に
戻らない
トラウマ体験の影響
が残り続ける

トラウマが残ると

冷凍保存された記憶が「今」を乱してしまう

トラウマが心の状態を変えるのは、トラウマ体験時の記憶が消化されず、そのまま残り続けるから。出来事そのものは終わっていても、「終わったこと」にならないのです。

加工されないまま冷凍保存される

恐ろしい体験の記憶が残るのには意味があります。過去から学び、いち早く危険に気づけるようになれば、それだけ生き延びられる可能性は高まります。しかし、トラウマ記憶は、本来の目的を逸脱しています。

日常的な体験の記憶は加工済み

「いやな思い出」があっても、そのとき感じていた感情や感覚は消化され、加工されています。「いやな思いをしたから避けよう」という判断の材料になることはあっても、当時の感情・感覚がそのままよみがえるわけではありません。

トラウマ体験は瞬間冷凍される

強烈すぎる体験は、処理することが難しく、そのときの五感、感情、認知、思考は、すべてそのまま冷凍保存されます。

一度に溶け出すと「再体験」症状が起こる

なんらかの引き金（トリガー）によって解凍が始まると、冷凍されたトラウマ記憶は一気に溶け出します。体験時の記憶が一度に戻り、扱いきれずに再び凍結されます。

再体験症状は「解離」の現れのひとつ

トラウマ記憶が冷凍保存され、ふだんの自分から遠ざけられている現象は、解離の一種です。解離は３段階に分けられます。再体験と関連するのは一次解離で、頭の中に冷凍庫が１つある状態ととらえられます。主にPTSDでみられます。複雑性PTSDは、冷凍庫がいくつも存在する二次解離の状態です。三次解離は、解離性同一性障害と診断されることもあります。トラウマ記憶は分厚い「解離の壁」で隔てられ、ふだんの自分とは別の人格状態が保持しています（→P28）。

「食べきれない」から冷凍される

トラウマ記憶の特殊性を、強引

解凍が始まる「引き金(トリガー)」のいろいろ

トラウマ記憶の解凍が始まるのは、トラウマ体験時と共通する「なにか」を感じたとき。引き金（トリガー）は無数にあります。

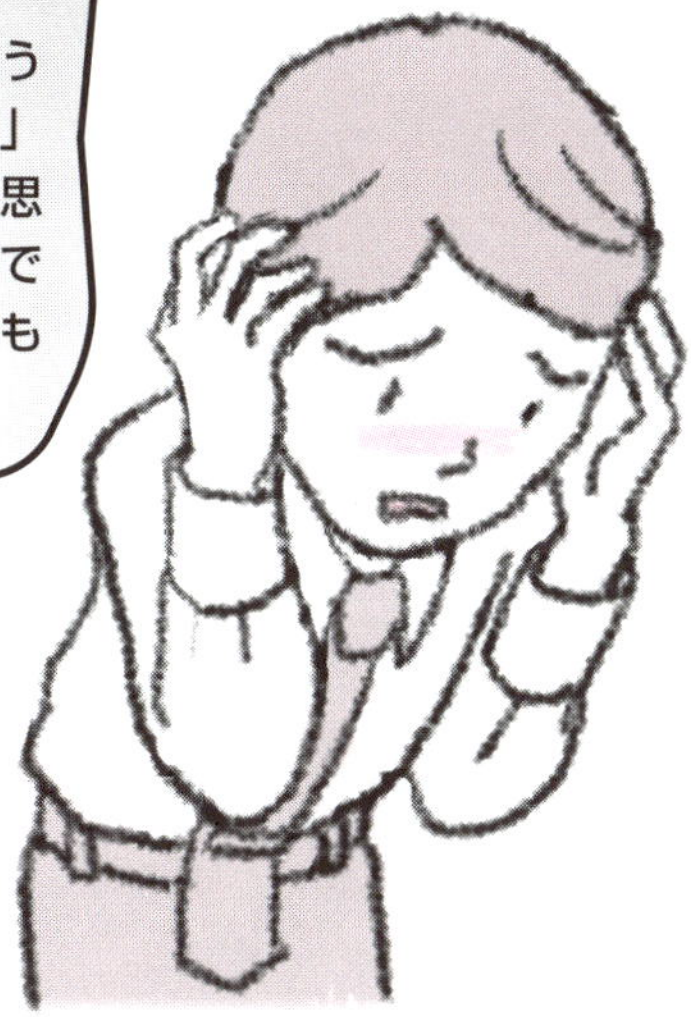

ひとりぼっちだ

ある体験がトラウマになったということは、そのとき「ひとりぼっちだ」「だれもわかってくれない」という思いがあったから。日々の生活のなかで感じる孤立感が、引き金になることもあります。

「あのとき」「あの人」と似ている!

少しでも共通点があれば、客観的にはまったく違ったものでも、引き金となる可能性があります。

慣れない環境

いつも混沌とした環境のなかで育ってきた人は、静かな環境に置かれると逆に不安を覚え、不安な気持ちが解凍の引き金になることがあります。

ポジティブな体験すら引き金になりうる

信じていた人にひどいことをされたとしたら、だれかの温かい言動の裏にも隠された動機があるように感じてしまいます。

対人関係上の問題で傷を負っている場合、長く続く関係があることをなかなか信じられません。親密な関係のなかで傷を負った場合、近しくなるにつれ恐怖が増し、解凍が起こりやすくなることもあります。

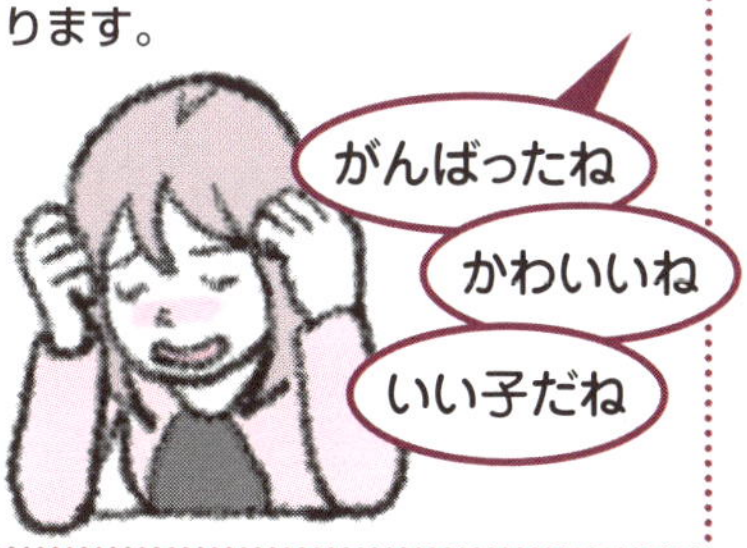
がんばったね
かわいいね
いい子だね

に渡された「生肉」にたとえて考えてみましょう。

日常的に「つらい」と感じる体験が三〇〇グラムの肉を渡されることだと仮定します。これくらいなら、調理して食べれば栄養になります。一方、トラウマ体験は、いきなり三〇キロの肉が持ち込まれたり、連日三キロの肉が届けられたりするようなものですから、とても食べきれません。傷んで腐らないよう、冷凍庫を用意して保存しておく羽目になるでしょう。

しまったことを忘れていても冷凍庫自体は消えません。ときには冷凍庫の扉が開き、肉の解凍が始まってしまうこともあります。一気に溶け出すのでやはり食べきれず、再凍結されます。「過去に押しつけられたもの」がいつまでも残ってしまうのです。

そのとき脳は

「情動脳」の興奮を「理性脳」が制御できなくなる

トラウマの影響を「心のバネのひずみ」「冷凍庫」などというたとえを用いてお話ししてきましたが、「心」の主要な部分を占める脳の働きには、どのような変化がみられるのでしょうか？

「非常時モード」に戻りやすくなる

脳は、部位によって異なる役目があります。危険を察知したときに起こる身体的な反応は、「理性脳」より「情動脳」の働きが優先されることで生じます。

トラウマは、こうした非常時のモードを強化します。

理性脳

思考、認知、判断などは表層にある大脳皮質、なかでも前頭前野が大きな役割を果たす

前頭前野

さまざまな情報を統合し、扁桃体が発した警報の真偽を判断する。「危険はない」と判断すればストレス反応を止める

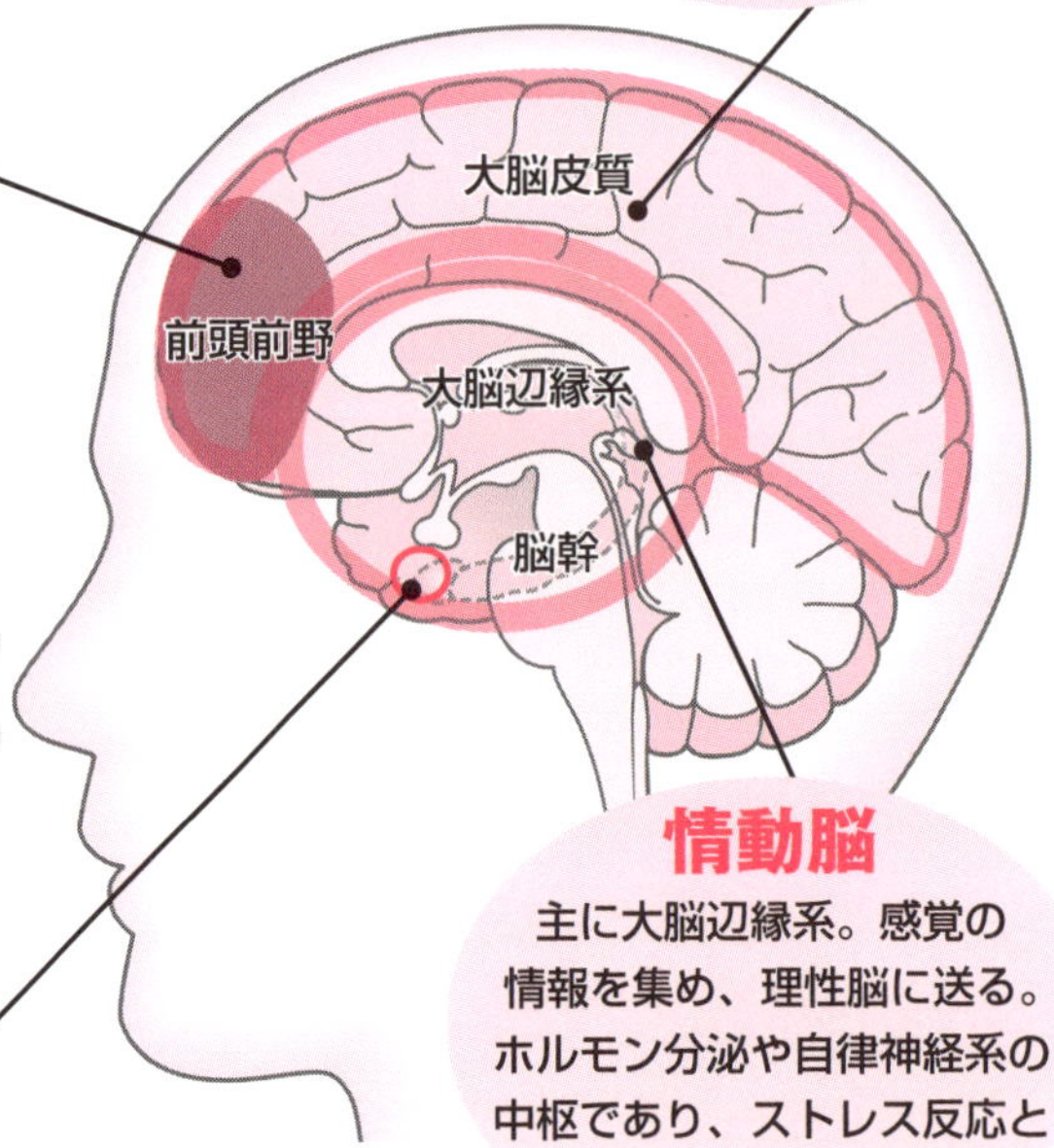

警報の真偽を見抜けないとストレス反応が続きやすい

情動脳

主に大脳辺縁系。感覚の情報を集め、理性脳に送る。ホルモン分泌や自律神経系の中枢であり、ストレス反応と深くかかわる

扁桃体

情動脳の一部。危険を察知すると警報を発し、前頭前野が判断する前にストレス反応を生じさせる

内臓の働きや覚醒状態の調節、姿勢保持などにかかわる脳幹も、広い意味では情動脳の一部

トラウマがあると扁桃体の過剰な反応が起こりやすい

扁桃体と前頭前葉の働きのバランスが悪いとストレス反応が生じやすく、なかなかおさまらない。「非常時モード」が続きやすい

気質を超えた影響を残す

トラウマがあると、思考・判断にかかわる「理性脳」の働きと、身体的な反応と深くかかわる「情動脳」の働きがアンバランスになりがちです。

脳の働きを生み出している神経細胞のネットワークには、無数のパターンがあります。出生直後から他者とかかわり、経験を重ねるなかで、未完成の脳は学習し、成長していきます。経験によってシナプス結合のあり方は変わっていくのです。

トラウマとなるような体験は、生来的な神経細胞どうしのつながり方の傾向を超えた影響を残します。けれど、そこで終わるわけではありません。新たな経験によって、さらにつながり方に変化をもたらすことも可能です。

変化は遺伝子レベルで生じている

脳を中枢とする神経系では、無数の神経細胞のネットワークを通じて情報が流れていきます。トラウマ記憶は、トラウマ体験によって生じ、固定化した記憶のネットワークという見方もできます。

神経細胞どうしのつながりを「シナプス結合」といいます。シナプス結合は、遺伝子（DNA）と偶然、経験によってつくられていきます。経験はDNAの働きに影響を与え、新しいシナプス結合をつくったり、シナプス結合を強化したりするのです。

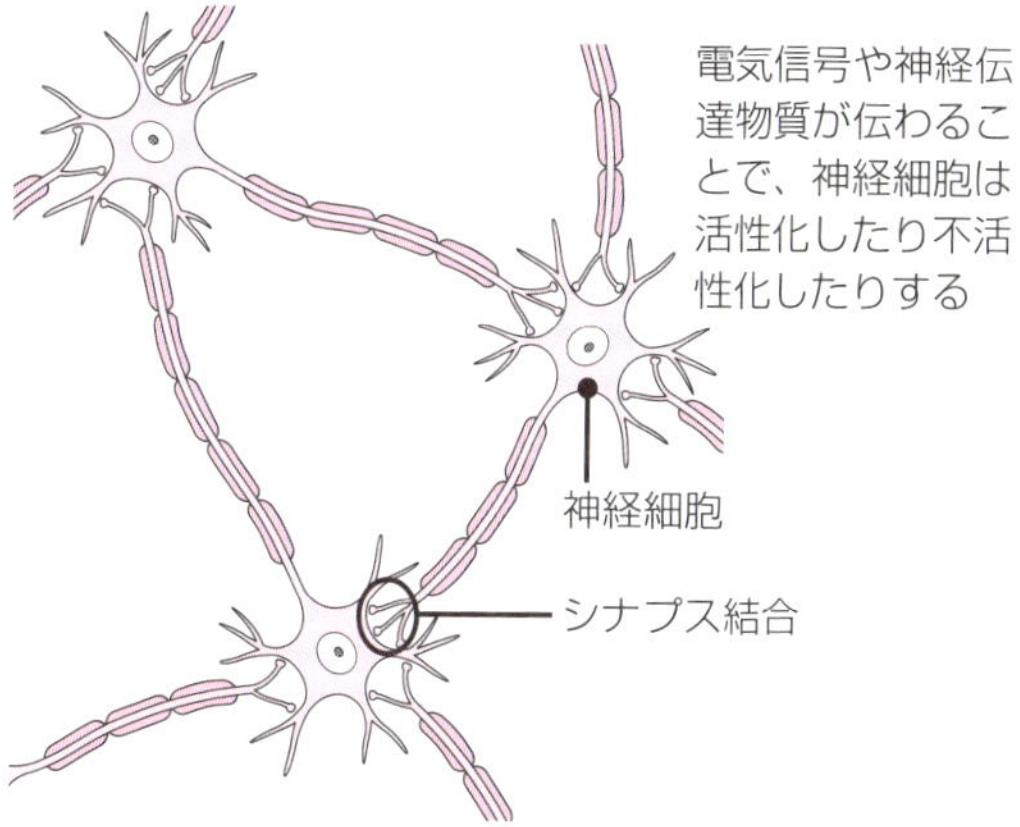
電気信号や神経伝達物質が伝わることで、神経細胞は活性化したり不活性化したりする
神経細胞
シナプス結合

左右の脳の働きにかたよりが生じる

冷凍保存された記憶が解凍され、フラッシュバックを起こしているときには、右脳の興奮が高まることがわかっています。イメージの記憶を司る右脳と、言語的な記憶を司る左脳の働きのバランスの悪さが、感情・感覚が丸ごとよみがえる、言語化が難しいというトラウマ記憶の特徴につながっていると考えられています。

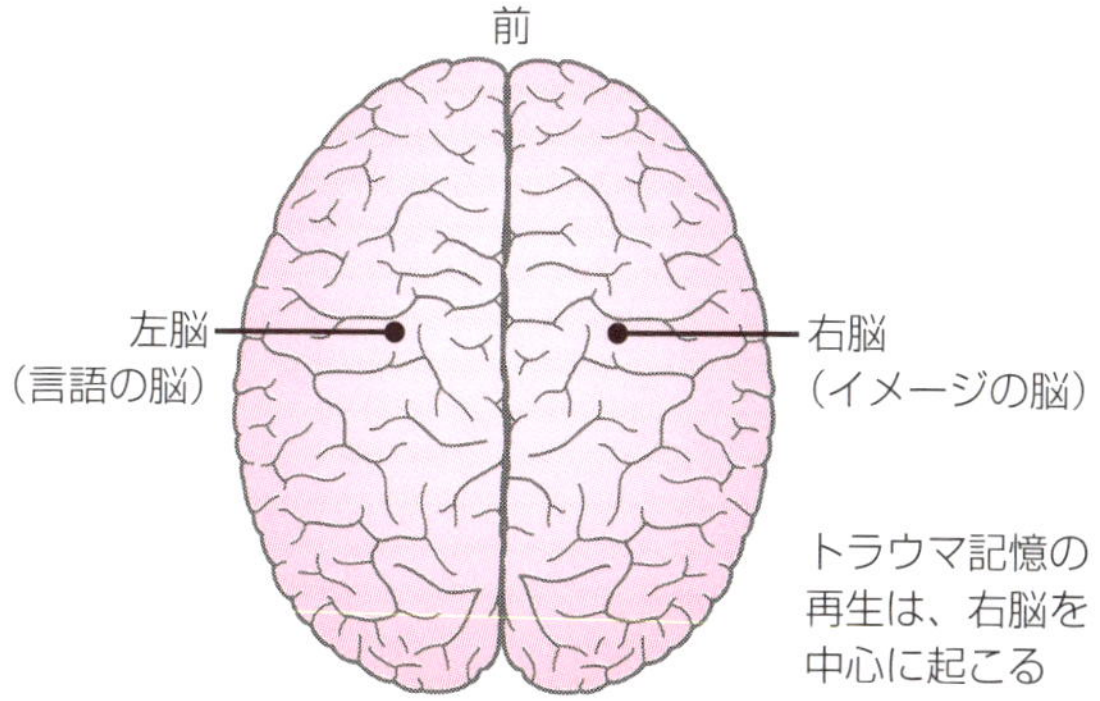
前
左脳
（言語の脳）
右脳
（イメージの脳）
トラウマ記憶の再生は、右脳を中心に起こる

発達期のトラウマの影響

子ども時代にできた傷の影響は広く及ぶ

子ども時代のトラウマ体験は、広く、根深く影響を残してしまうことがあります。発達段階で生じた「心」の傷つきは、その後の人生の生きづらさにつながるおそれがあります。

子どもは小さな大人ではない

子どもは未完成な存在です。子どものトラウマのでき方、影響の現れ方は、大人と同じにはとらえられません。

発達の途上にあるから……

心身ともに発達していく途中にあるため、傷が残りやすいだけでなく、心のすこやかな発達を妨げてしまいます。

世界観の形成過程だから……特有の認知が形成されやすい

子どもにとっての世界は家庭内。そこで起きたことをすべての世界に当てはめる。「人」が恐ろしい、信じられないものなら、「世界」は恐ろしい、信じられないものになる

自己と世界を関係づける時期だから……自責感をもちやすい

子どもには、他人の非を見つけるより「自分が悪い」と思うほうが簡単。だから「自分はどこかおかしい」と思うようになる

言語の形成過程にあるから……詳細なイメージが残りやすい

子どもの記憶は、非常に緻密か大雑把かのどちらか。トラウマ的な状況は、細部まで脳に刻み込まれやすい

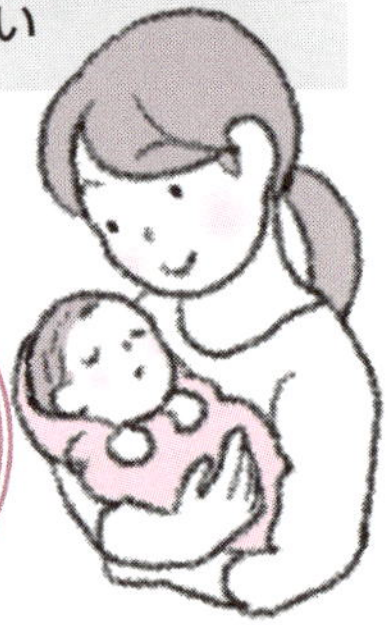

「育てる人」を必要としているから……

ヒトの子どもは、ひとりで生活できるようになるまで長い時間がかかります。それまでは周囲の大人、とりわけ育てる人（養育者）の適切なかかわりが必要です。

複雑性PTSDにつながることも

トラウマが注目されるようになったのは、ベトナム戦争からの帰還兵と性暴力の被害者に共通した症状がみられたことがきっかけです。PTSDの診断がアメリカで確立したのは一九九〇年代のことですが、その後、虐待を受けてきた子どもにも同様の症状と、それに付随する形で種々の調節障害が現れることがわかってきました。

従来の診断基準では拾いきれない複雑なトラウマの現れについて、トラウマ研究の世界的権威であるコーク博士[※1]、ハーマン博士[※2]は相次いで診断基準を発表

※1　Bessel van der Kolk
※2　Judith Lewis Herman

しました。その後、コーク博士は子ども時代に生じた複雑なトラウマの影響を「発達性トラウマ障害」として提唱しています。

ＩＣＤ－11に採用された複雑性ＰＴＳＤは、この流れを汲むもの。複雑性ＰＴＳＤは、子ども時代のトラウマの後遺症であることが多いのです。

複雑化した影響が残りやすい

心の発達過程で受けた傷は、あらゆる面で調節障害を起こしやすくなります。

調節のしかたがわからないことばかりになる

子ども時代、とりわけ低年齢の発達期早期に生じたトラウマは、心のシステム全体に影響を与えます。とくに養育者との関係性が安定していないと、自分の感情を認識して調節する能力が育たなかったり、人との関係性の調節がうまくいかなくなったりします。

あらゆる方面に長く影響が残る

脳や体、対人関係のパターンなど、すべての領域における調節障害につながります。この病態は「発達性トラウマ障害」といわれます。

大人にとっては「ささいなこと」でも傷が残ることがある

子どもどうしのいじめなど、大人にとっては「ささいな行き違い」「からかい」などと思われることでも、子どもにとっては大きな傷として残ることがあります。

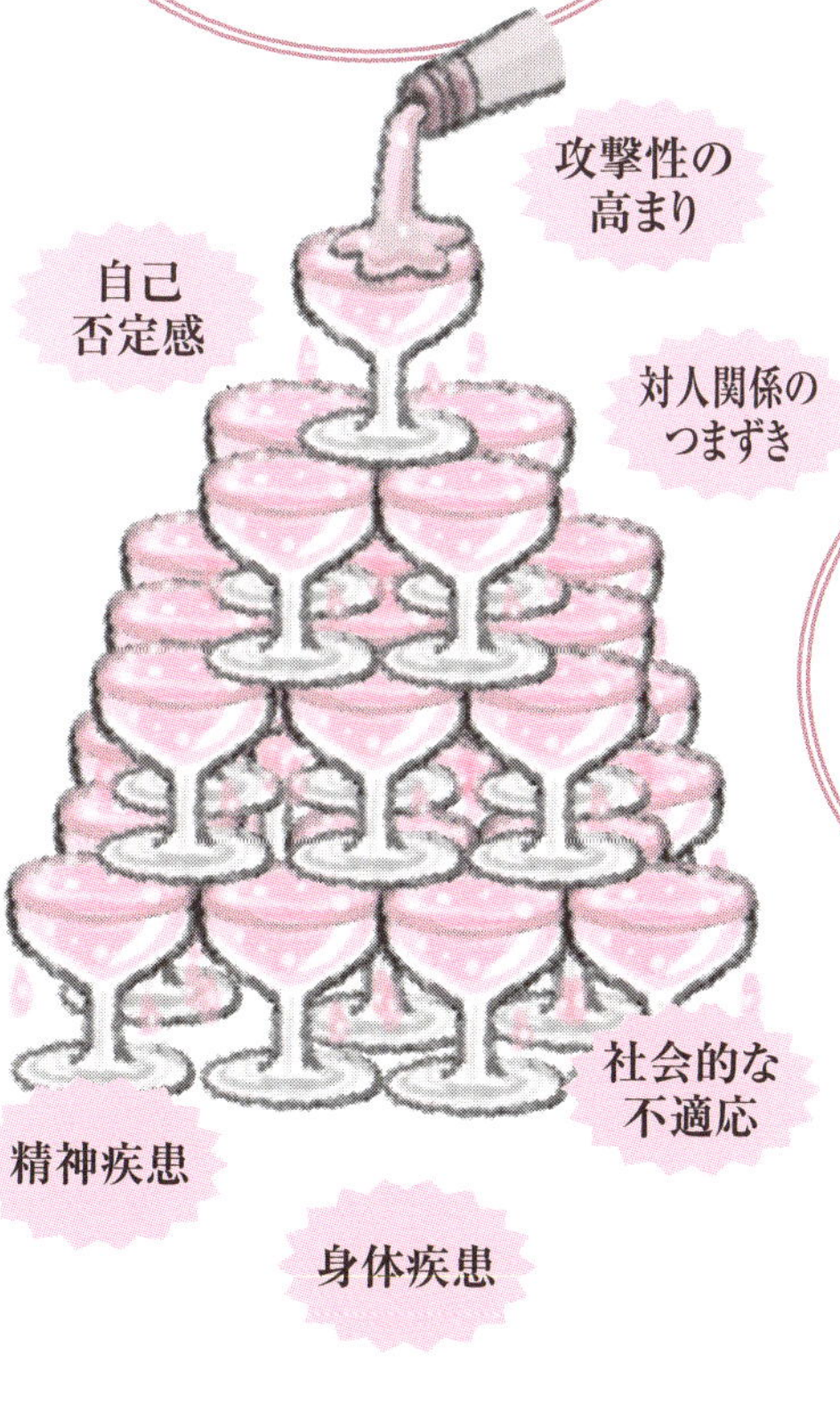

攻撃性の高まり
自己否定感
対人関係のつまずき
社会的な不適応
精神疾患
身体疾患

「関係性」が問題になりやすい

養育者との特別な絆をアタッチメント（愛着）といいます（→ P46）。不安定なアタッチメントや、言葉や態度による心理的な虐待、親どうしの不和やＤＶの目撃など、安心して過ごせる家がないことも、トラウマ的な影響を及ぼします。

発達期のトラウマの影響

逆境のなかで調節する力は育ちにくい

感情や行動などをコントロールしていく力は、子ども時代に身につくものです。大人の不適切なかかわりが続く「小児期逆境体験」は、調節のしかたを学ぶ機会を奪ってしまいます。

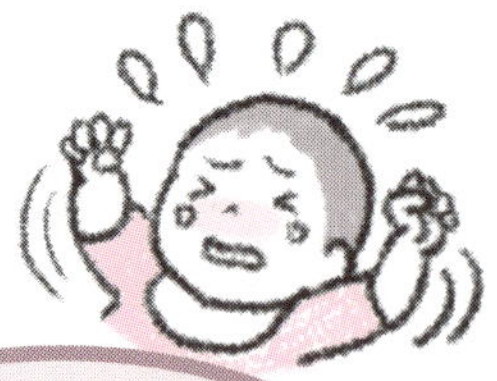

子どもが調節する力をつける過程

子どもは、周囲の大人とのやりとりを通じて、自分自身のコントロール方法を学んでいきます。

子どもは行動で要求を示す

不快感を「泣く」という行動で示す。自分の気持ち（情動）を認知しているわけではない

新生児の行動は連続性がない

新生児の行動の状態は、深い睡眠から泣いている状態まで、６段階しかないとされます。「離散的行動状態」といわれ、大泣きして要求が通ったとたんまどろみ始めるといったように、行動の状態はバラバラで、連続性がありません。

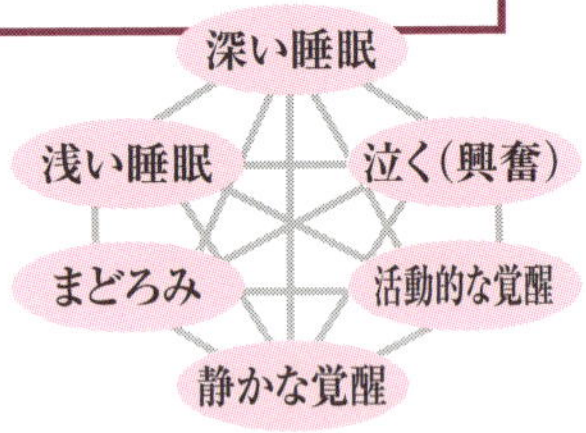

深い睡眠
浅い睡眠
泣く（興奮）
まどろみ
活動的な覚醒
静かな覚醒

情動調律が進まないと、状態はバラバラなままつながりにくい。「つらい状態」だけを切り離す解離も起こりやすくなる

大人が適切に対応する

大人が子どもの出すサインを読み取って要求に応えることで、子どもは自分の気持ちに気づけるようになる（情動調律）

「まとまりのある自分」になっていく過程でもある

情動調律が進み、いろいろな感情の区別がつくようになると、状態の隙間は埋められていきます。「悲しい気持ちをひきずりながらも、徐々に次のことに関心が向く」といったように、ある状態からある状態への移行はなめらかになっていきます。

自分にはいろいろな状態があり、そのすべてがゆるくつながって「まとまりのある自分」がいるのだという実感を得られるようになります。

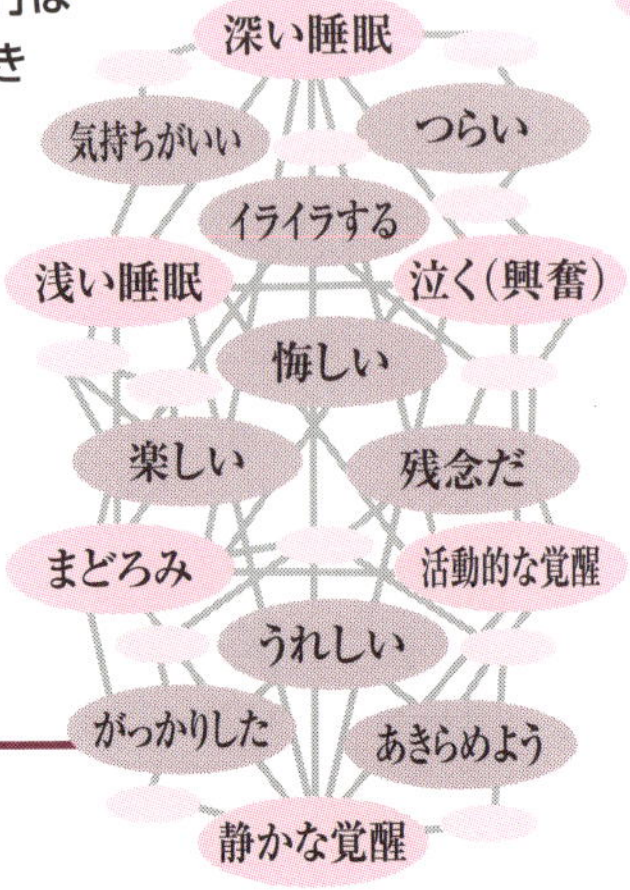

深い睡眠
気持ちがいい
つらい
イライラする
浅い睡眠
泣く（興奮）
悔しい
楽しい
残念だ
まどろみ
活動的な覚醒
うれしい
がっかりした
あきらめよう
静かな覚醒

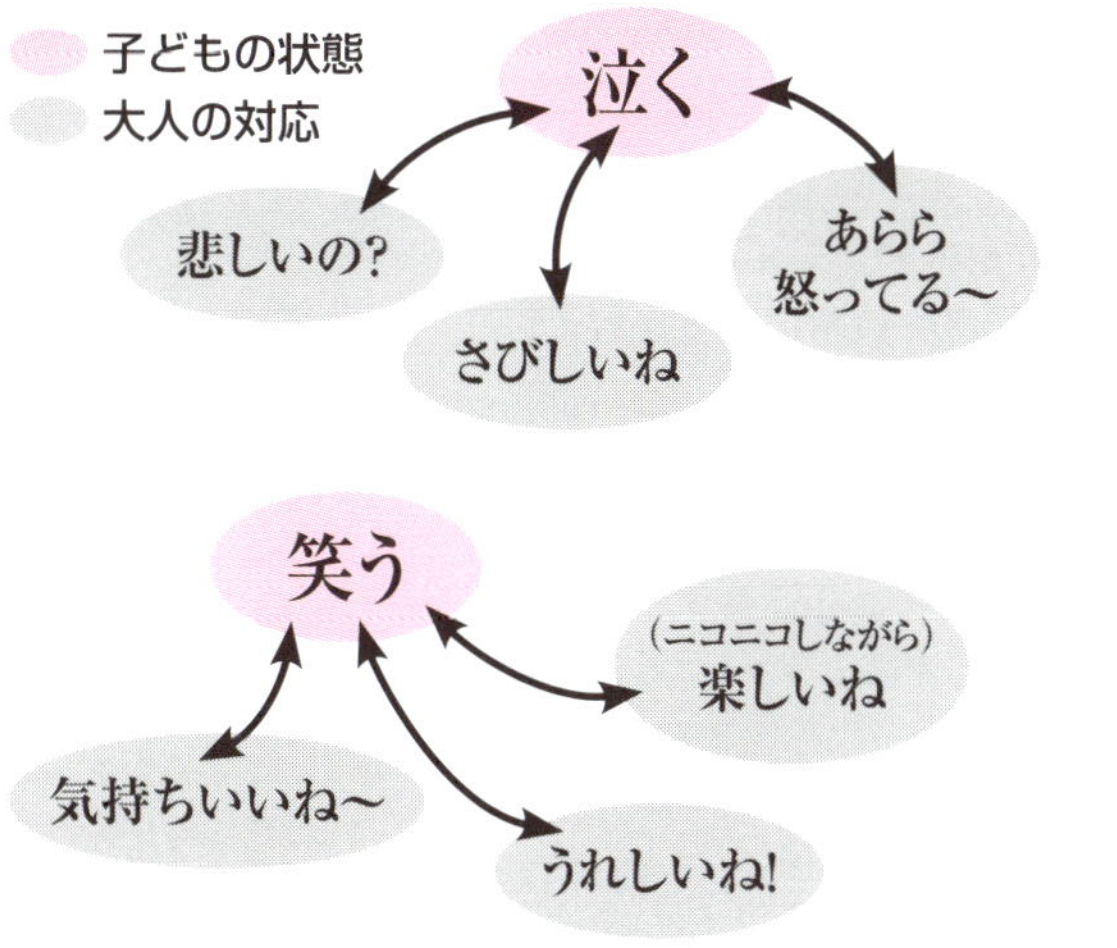
子どもの状態
大人の対応
泣く
悲しいの？
さびしいね
あらら
怒ってる～
笑う
（ニコニコしながら）
楽しいね
気持ちいいね～
うれしいね！

大人の適切な対応で「情動調律」が進む

行動の水面下にある子どもの気持ちに共鳴しながら大人が対応し、その気持ちの名前を教えていくことで、子どもは「気持ちのいろいろ」に気づけるようになります。こうしたやりとりは「情動調律」といわれます。

「叩くのはダメだよ」などと行動の限度を示したり、「言葉で言ってごらん」というよりよい行動へのいざないは、まず気持ちを認めたうえでおこなうことで、初めて役立ちます。

調律方法を学ぶ機会を奪う「小児期逆境体験」

- 「しつけ」と称する暴力・暴言（虐待）
- 子どもの目の前で、家族間の暴力がくり返される（面前DV）
- ひんぱんに養育者が替わる

など

よりよい状態をもたらす方法がわかってくる

よりよい状態、より快適な相互関係にしていくために、どうふるまえばよいか、自分の気持ちにどう折り合いをつけるかなど、調節する方法を身につけていく

小児期逆境体験は複雑なトラウマを生みやすい

子どもの場合、対人関係のなかで生じる心の傷つきは、主に養育者の不適切なかかわりによってもたらされます。虐待やネグレクトなどの小児期逆境体験（ACE）は、心身の発達を大きく妨げ、複雑なトラウマを生みやすくします。

逆境のなかで育つ子どもは、「ひどいことをされる」「捨てられる」といった恐怖感から、さまざまな感情や行動を抑圧しがちです。多様な自分の気持ちに気づき、それを適切に表現していく方法がわからないままになりやすいのです。

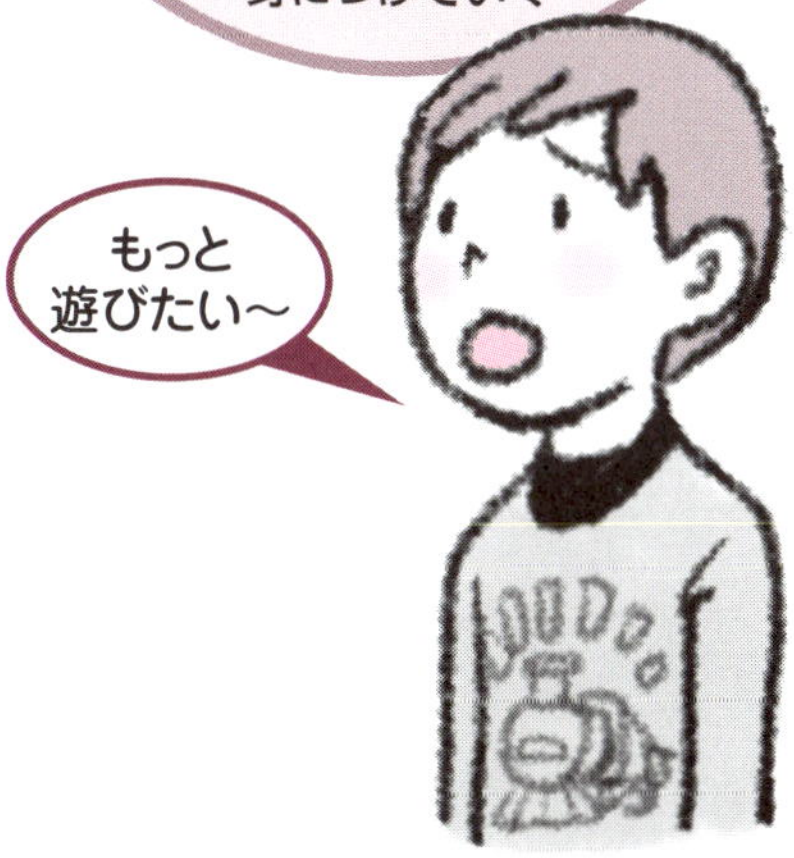
もっと
遊びたい～

「アタッチメント」の影響

「安定したつながり」がないと傷が残りやすくなる

アタッチメントとは特定の対象との情緒的な絆のことで、日本語では「愛着」ともいいます。安定したアタッチメントを築けていたかどうかは、心の傷の残りやすさに影響します。

アタッチメントは幼少期に築かれる

心身に起こる非常時の変化を解くには、「もう安全・安心だ」という実感が必要です。安心感の得やすさは、幼少期に築かれるアタッチメントのあり方が関係しています。

アタッチメントは行動として観察され、4つのタイプに分類されます。

対人関係のあり方に影響する

出生直後から数年間、育てる人がどのようにかかわってきたかで、アタッチメント（愛着）のタイプは決まり、その後の対人関係のあり方に影響します（→P48）。

アタッチメントは、相手との相互関係で形成される適応のスタイ

養育者と離れたときにタイプの違いが出る

乳幼児の場合、特定の対象は養育者、多くは親です。安全な感覚を取り戻すために、養育者をどのように求めるかで、アタッチメントのタイプは分類されます。

安定型

【子どもの行動】
泣き出したり
抵抗を示したりするが、
対象に近づけばすぐに落ち着く

【よくある養育のスタイル】
養育者が子どもの欲求や
状態の変化に目を配り、
ほどよい働きかけが
できている

安定したアタッチメント

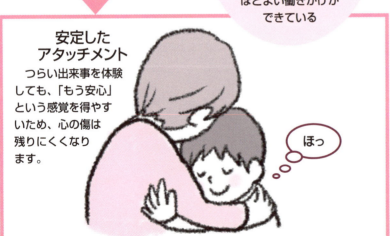

つらい出来事を体験しても、「もう安心」という感覚を得やすいため、心の傷は残りにくくなります。

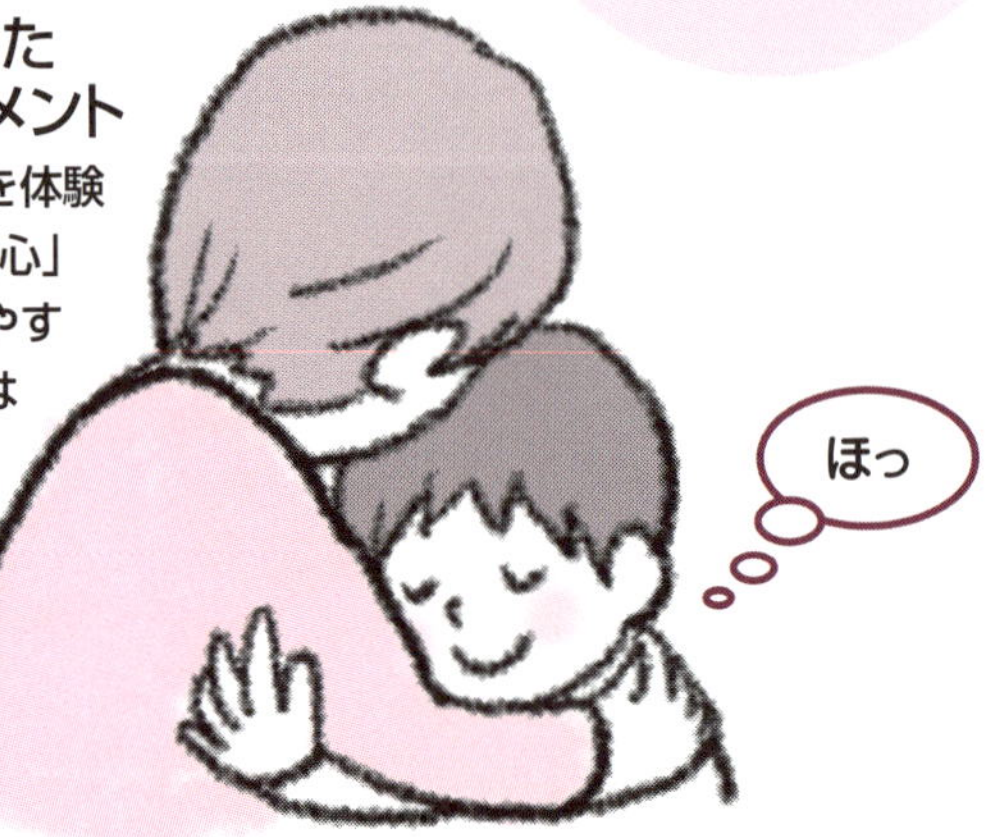

（各アタッチメントタイプの特徴は数井・遠藤 2005 をもとに作成）

ルです。「愛情」とは異なる概念で、良い悪いという問題でもありません。不安定なものでも、そのときにはそれが適していたのです。ただ後年、人づきあいの悩みにつながりやすい面があることは否定できません。

虐待は二重のトラウマ要因

虐待を受けた子どものアタッチメントのタイプの多くは、無秩序・無方向型です。

15歳未満でトラウマになるような出来事を体験した人は、そうでない人にくらべ、その後、同じような体験をした場合にPTSDを発症する確率が格段に高くなると報告されています。

虐待そのものが心に傷を残す原因となるうえ、傷が回復しにくいという意味でも、子どもへの虐待は二重のトラウマ要因といえます。

不安定なアタッチメント

回避型は、ある程度距離を置くことで安定を保ちます。アンビヴァレント型は、最大限のサインを送ることで放置される心配が減ります。

問題は無秩序・無方向型です。どのようなふるまいをしても、安全・安心という感覚を得にくく、心の傷が残りやすくなります。

無秩序・無方向型

【子どもの行動】

近づきつつ避けようとするため、不自然でぎこちない。突然すくんだり、うつろな表情をうかべたりする。初対面の人に、むしろ親しげにふるまうことも

【よくある養育のスタイル】

子どもを脅えさせる行動をとるなど、不適切な対応が続く。養育者自身が未解決な問題をかかえていて、精神的に不安定なことが多い

回避型

【子どもの行動】

泣いたり混乱したりせず、養育者と再会しても近づかず、目を逸らしたり避けようとしたりする

【よくある養育のスタイル】

子どもの働きかけに対し、ほほえんだり抱きかかえたりすることが少なく、子どもが苦痛を示すとかえって子どもを遠ざける

アンビヴァレント型

【子どもの行動】

強い不安や混乱を示す。養育者と再会すると近づくが、怒って養育者を叩いたりする

【よくある養育のスタイル】

子どもが出すサインに気づきにくく、養育者自身の都合で対応が変わる

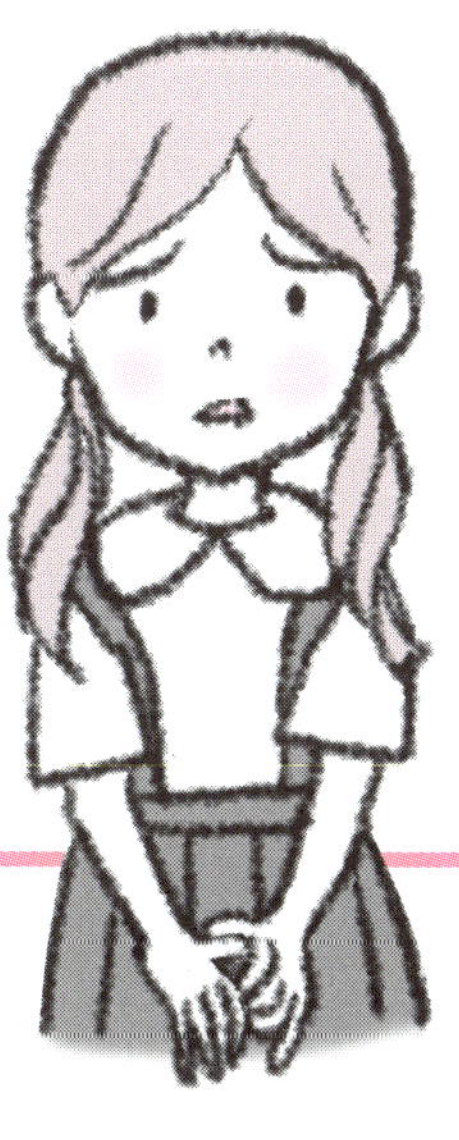

症状が出やすい時期

恋愛や子育てでよみがえりやすい過去の傷

恋愛、子育てなど、人生の課題に直面する時期には、トラウマの症状が強く現れがち。冷凍されたまま解凍されることがなかったトラウマ記憶が、初めて溶け出すこともあります。

トラウマが表面化しやすいタイミング

トラウマの影響の現れ方には波があります。どんなタイミングで症状が強まりやすいのでしょう？

「その日」「その時間」が来る

トラウマ体験にあったのと同じ日付や、同じ曜日、同じ時間帯に、フラッシュバックをはじめとする症状が出やすくなることがあります。

ストレスを感じている

疲れているときや、心配事をかかえているときなども要注意。

そのときと同じ気持ちになる

状況は違っても、不安や混乱、恐怖などの感情がわいてきたときに、トラウマ記憶がよみがえってくることがあります。

好きな人ができた

恋愛は、親密な関係を結び直す機会となります。安定した関係を結ぶことができれば、回復への大きな力になります。

一方で、特定の相手が現れることでアタッチメントのパターンが出やすくなります。恋愛関係のつまずきで、対人関係の問題や自己否定感などが現れやすくなる場合もあります。

妊娠・出産

とくに親子関係の問題でトラウマをかかえている場合には、自分が親になることへの不安やためらいを強くもつ人が少なくありません。不安が引き金になり、状態の悪化につながることも。

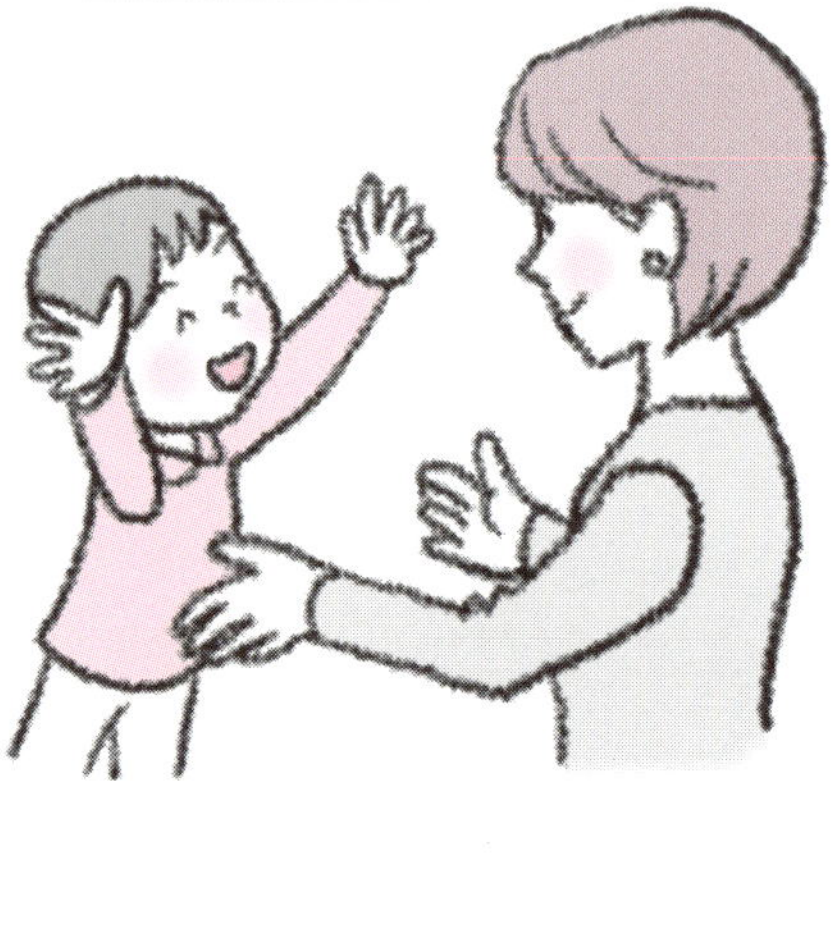

子育て中

自分がトラウマを負った年代に子どもがなったときに、トラウマ体験を思い出して症状がひどくなったり、自分が親にされた行動をくり返したりすることがあります。

トラウマの影響に気づくきっかけにもなる

トラウマの影響は長く残るものの、自分ではトラウマの存在に気づきにくいこともあります。とくに子ども時代にできた傷は、傷をつくるような体験が特別なことだとは思っていなかったり、記憶がなかったりすることすらあります。思春期以降、大人になってから、初めて自分の悩みとトラウマの存在がつながる場合も少なくありません。

症状が強まるのは苦しいことですが、トラウマの影響によるものだと気づくきっかけにもなります。その気づきは、回復につながる大きな一歩です。

思春期以降のアタッチメント・タイプ

パートナーや身近な人を対象にしたアタッチメントのタイプは、下記のように分けられます。

それぞれ幼少期のアタッチメントのタイプと関連しますが、必ず一致するというわけではありません。

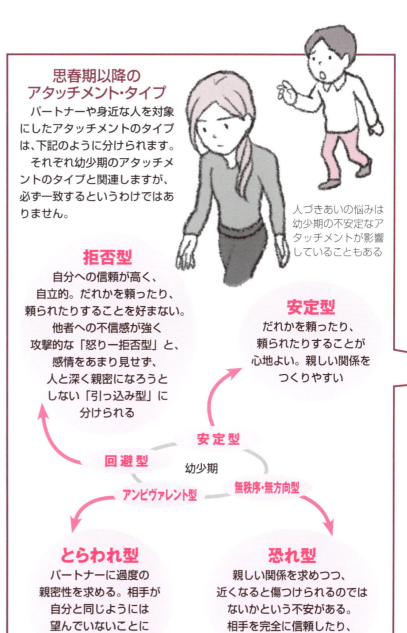

人づきあいの悩みは幼少期の不安定なアタッチメントが影響していることもある

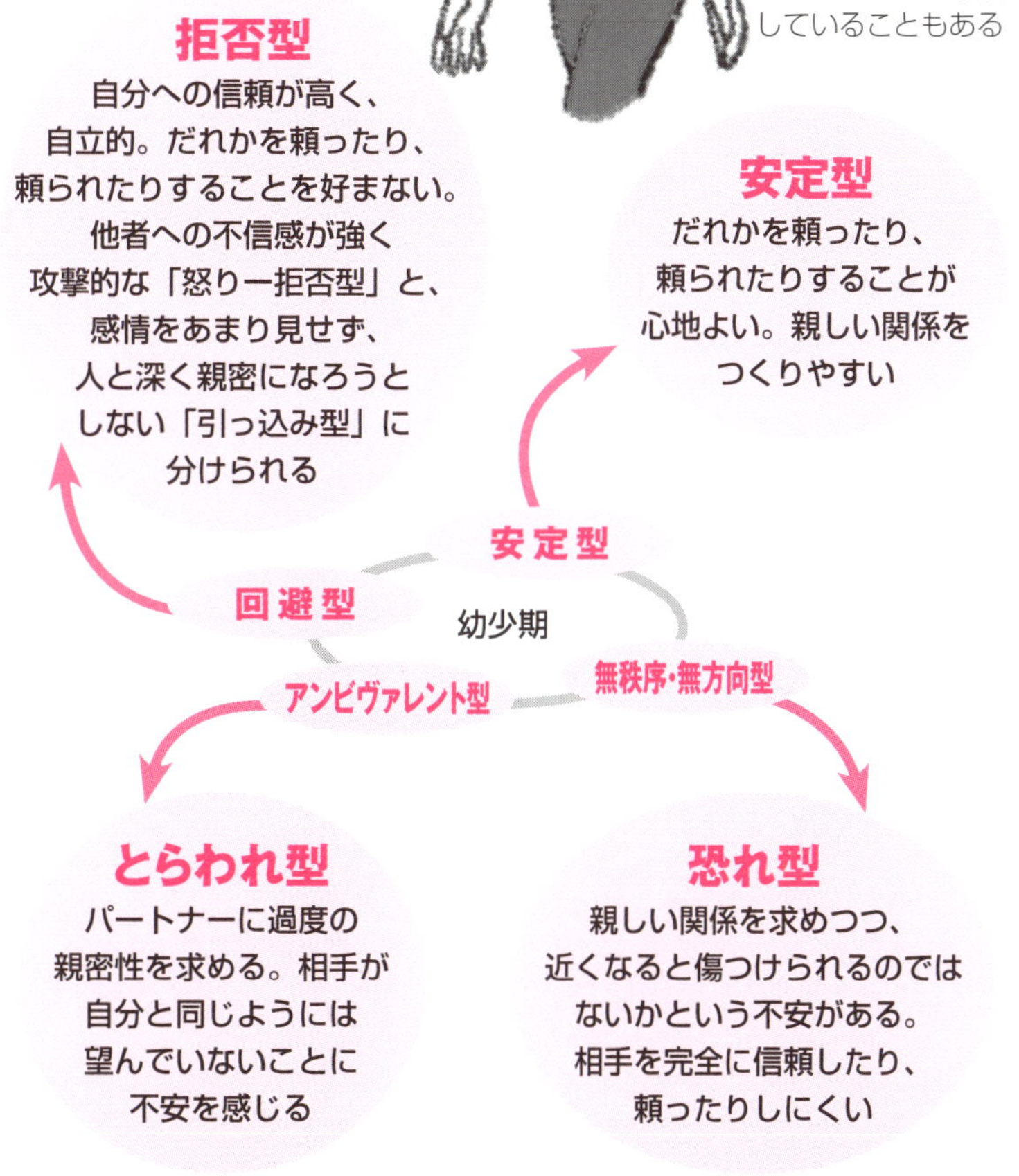
拒否型
自分への信頼が高く、自立的。だれかを頼ったり、頼られたりすることを好まない。他者への不信感が強く攻撃的な「怒り－拒否型」と、感情をあまり見せず、人と深く親密になろうとしない「引っ込み型」に分けられる
安定型
だれかを頼ったり、頼られたりすることが心地よい。親しい関係をつくりやすい
安定型
回避型
幼少期
アンビヴァレント型
無秩序・無方向型
とらわれ型
パートナーに過度の親密性を求める。相手が自分と同じようには望んでいないことに不安を感じる
恐れ型
親しい関係を求めつつ、近くなると傷つけられるのではないかという不安がある。相手を完全に信頼したり、頼ったりしにくい

（分類の仕方はRQ,ASIによる）

COLUMN

語りにくくても大切なこと②

性暴力はくり返されやすい

被害者の三分の二は再被害を受けている

性暴力を受けたことがある人は、再び性的な被害にあいやすいことが知られています。海外の研究では、性暴力被害者の三分の二は再被害を受けていると報告されています（Ｃｌａｓｓｅｎらによる）。

実際、性暴力被害者が何度も痴漢にあったりするのは、よくあることです。

解離が起こると拒めなくなる

再被害をまねきやすい理由のひとつに、性暴力が解離（→Ｐ19）を起こしやすいことが挙げられます。とくに小児期に性的虐待を受けた経験がある人は、そうした経験のない人にくらべて解離症状をもつ割合が多いと報告されています（Ｄａｎｃｈらによる）。

性犯罪をくり返している加害者は、「この人はＮＯと言えない、拒めないだろう」という人を見抜き、選んでいるといわれます。危険時に生じる反応のひとつである凍りつきは、解離の一種です。解離が起きやすければ、標的となるおそれも高まります。

再被害をまねきやすくなる思い込みに注意

性暴力は、自分の価値を感じられなくなる体験です。「私は無価値な存在」という思い込み（スキーマ）もまた、再被害をまねきやすくします。

「無価値な存在だから、性暴力を受けるのは当然」と思っていれば、同じような現実をつくり上げやすくなります。これは「トラウマの再演」といわれる現象です。

解離を起こしやすいのも自己否定感が強いのも、トラウマの影響です。トラウマの支配から逃れる取り組みは、被害のくり返しを止めることにもつながります。

第3章

これからの目標と道のりを見定める

長引くトラウマの影響から逃れるために、
回復のための取り組みを始めましょう。
なにを目標にするのか、その目標に近づくために
どのような方法があるのか。
「これから」の見通しを立てておきましょう。

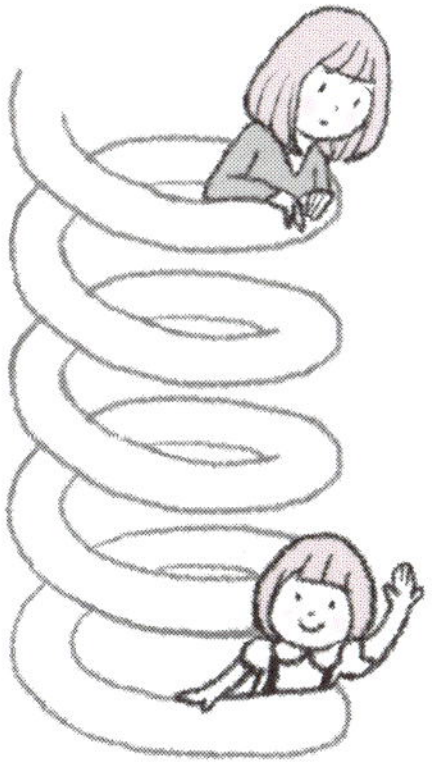

なにを目指すのか?

過去に支配されない「今」を取り戻す

トラウマによる生きづらさは、過去が「今」を脅かしていることの現れです。
過去のパターンに縛られず、「今」を充実させていくことを目指します。

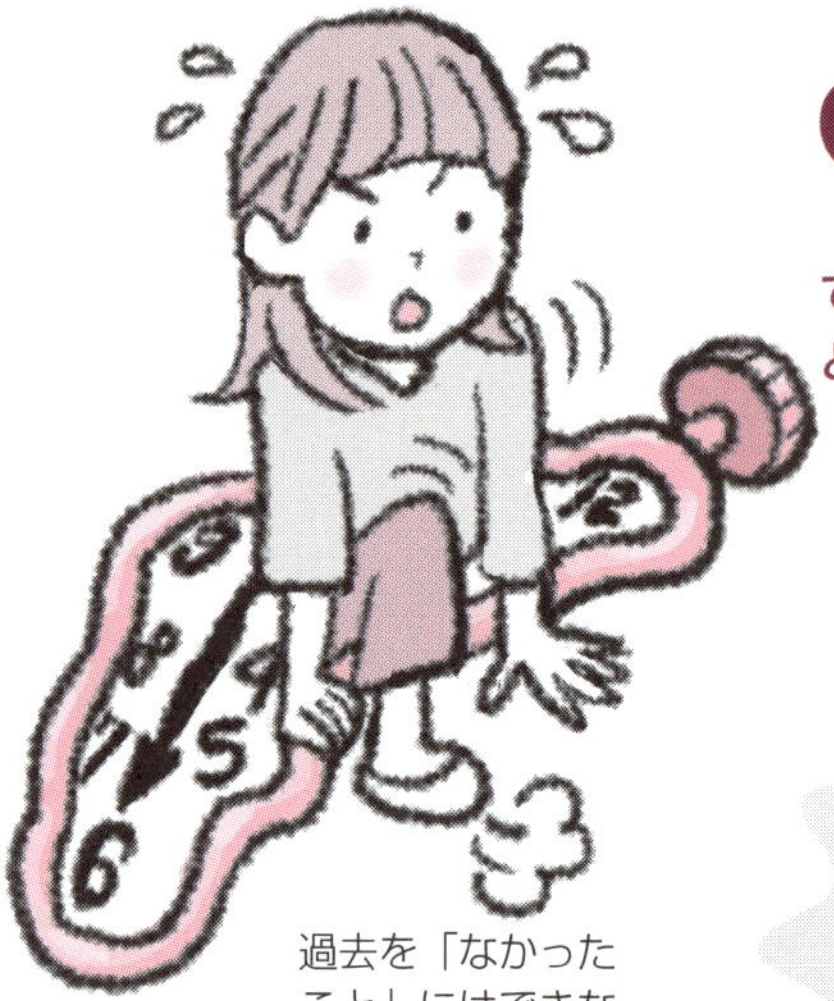

過去を「なかったこと」にはできないが……

回復するってどういうこと?

ここで、「回復」の意味を明らかにしておきましょう。なにをもって「回復」というのでしょう?

× 過去を変える
⇒過去は変えられない

過去に起こったことそのものは、あとから変えることはできません。ただ、過去に起きたことへの見方を変えることは可能です。

× 忘れる
⇒忘れることはできない

まわりの人から、「もう忘れなさい」と言われることもあるでしょう。しかし、トラウマとなった出来事は、自分で忘れようとして忘れられるものではありません。

○ 「生傷」が「傷あと」に変わる
⇒思い出しても平気になる

体にできた生傷は、血が出たり痛んだりします。それでもいつしか血は出なくなり、痛みもなくなっていきます。傷あとは残っても、なにも害は及ぼしません。心の傷もたんなる傷あとになれば、その影響はなくなります。

○ 「今」が変わる
⇒「今・ここ」の自分は変えられる

トラウマからの回復は、「トラウマの影響を受けている今が変わる」ということです。自分で自分をコントロールできる、自分の価値を実感できるようになることを目指します。

トラウマに向き合うために必要なこと

自分の中にある冷凍保存されたトラウマ記憶を解凍し、消化しないかぎり、本当の意味での回復ははかれません。安全な方法で処理していくことが必要です。

トラウマの影響であることを知る

今自分を苦しめている症状は、トラウマを受けた結果生じたもの。自然なことであり「自分がおかしい（おかしかった）のではない」と知ることは、トラウマと向き合うための基本になります。

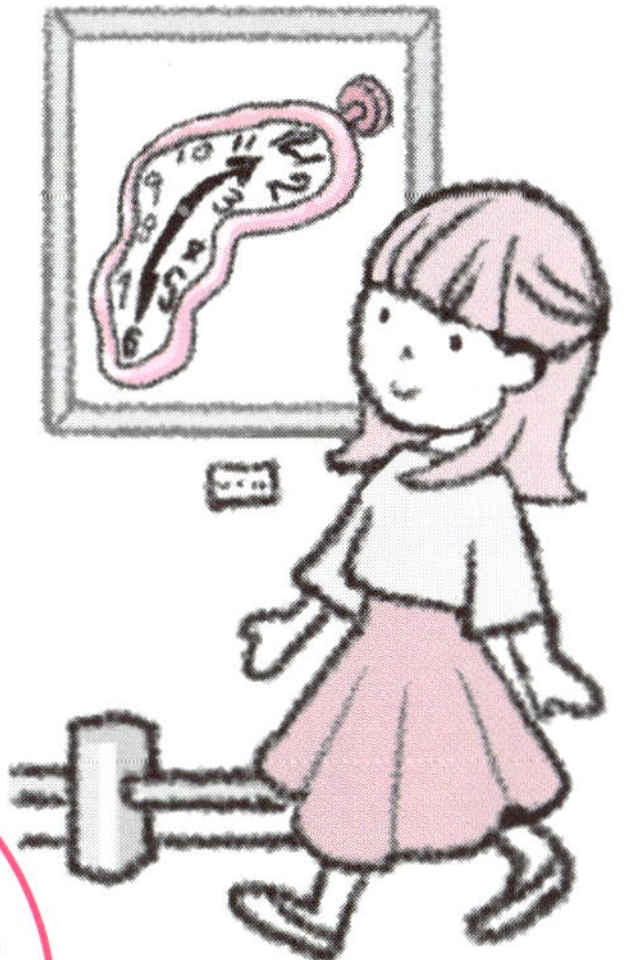

過去は過去として、「今」を楽しめるようになることが大切

「そのとき」と「今」を区別する

自分のトラウマに向き合おうとして、つらい思いがよみがえってきても、「そのとき」と「今」には違う点があることを認識すれば、前に進んでいくことができます。

安全感を構築する

「安全である」「安心できる」という実感を得られるようにしていくことは、とても重要です。自分が落ち着けることを実行し、安心できる人や居場所を確保していきましょう。

自分をコントロールできる力をつけていく

トラウマを生じさせるのは、自分でコントロールできない、自分の価値を認められなくなるような体験です。

その後、日常的にポジティブな体験を重ねることによって自己肯定感が生まれ、自分で自分をコントロールしていけるようになれば、トラウマに対する専門的な治療は必ずしも必要ではありません。ただ、ひとりではなかなかうまくいかないことも多いもの。適切な支援を求めることも考えていきましょう。

安全を確保しながらトラウマと向き合う

トラウマから回復するには、いつかどこかで、トラウマに向き合う必要がでてきます。冷凍保存されたトラウマ記憶を解凍し、消化することが回復につながるからです。

このとき大切なのは、「ここは安全」という居場所、「この人は安心」と思える人の存在です。トラウマについて語ったことを批判されたりすると、かえって傷が深まることもあります。

一方で、トラウマの影響で、安全・安心な居場所や関係をつくりにくいということもあります。安心を得るためのセルフケアの方法や、安全・安心な関係をつくるためのスキルを身につけていくことにも取り組んでいきましょう。

だれが治すのか？

「治すのは自分」という意識が回復を促す

体の傷が癒えていくように、心にも「治る力」があります。自分自身の治る力が発動することで、心の傷は害のない「傷あと」になっていきます。

回復にかかわる人

「治る力」は自分自身のなかにあります。専門的な支援者のもとで治療を進める場合でも、「治すのは自分」という意識が回復を早めます。

自分自身

治療者は、症状のパターンをみながら、その人に合っていると考えられる方法で回復を促してくれます。

ただ自分のことをいちばんよくわかっているのは、自分です。あなたはあなたの専門家なのです。

自分を嫌ったままで回復の道を歩むのは困難です。自分を大切にすること、今の自分を認め、受け入れることから回復は始まります。

専門的な支援者

精神科医、臨床心理士などのセラピスト（治療者）は、患者さん自身の治る力を引き出し、回復を促すのが本来の役目です。

生活面の支援が必要な場合には、保健師、ソーシャルワーカーなどが力を貸してくれます。

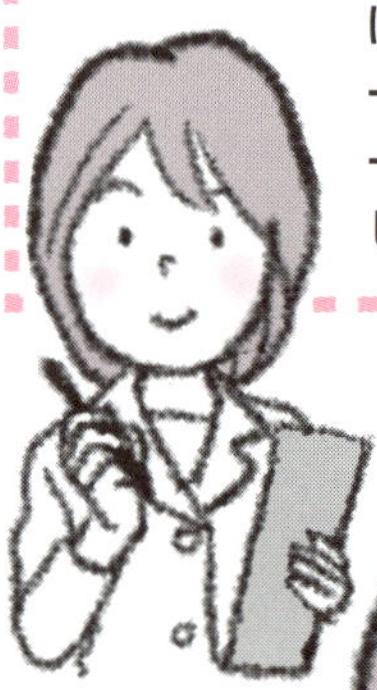

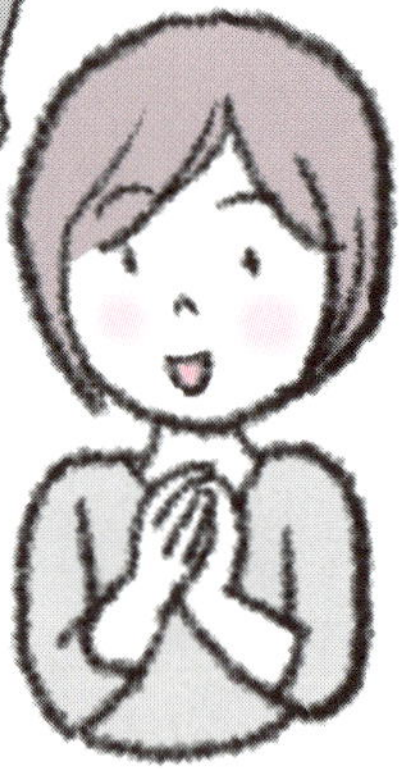

身近な人

家族や友人、パートナーなど、身近な人がトラウマについていっしょに学んでくれるのであれば、大きな支えになります。

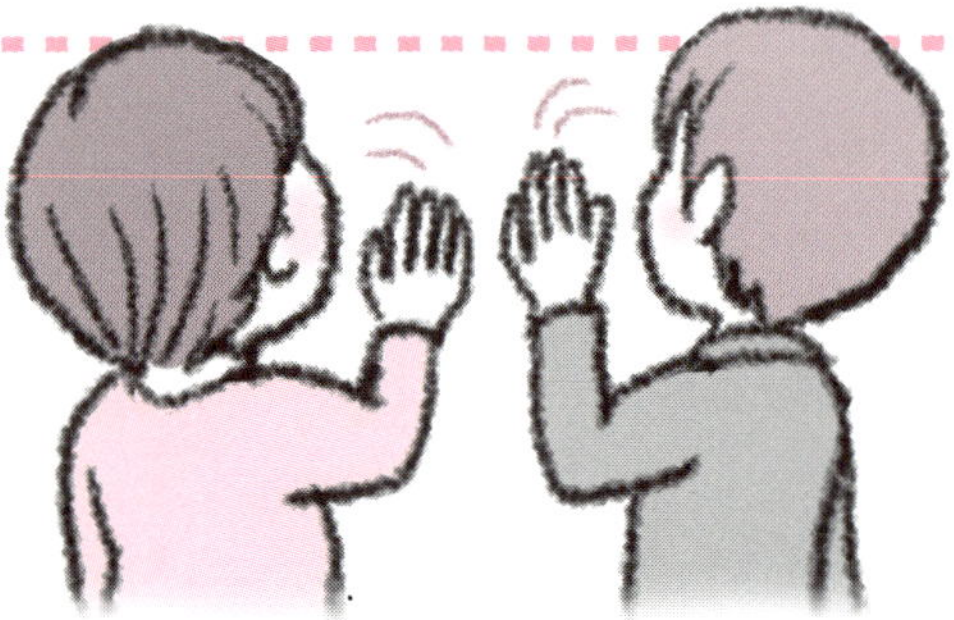

助けを求めることは大切

「治すのは自分」という自覚が大切とはいえ、「ひとりでなんとかしなければならない」ということではありません。

- ●トラウマの影響で家庭生活や職業生活、学生生活などが損なわれている
- ●調節できない睡眠の障害や、感情調節の障害がある

　などといった場合には、障害としてとらえ、専門家の助けを借りながら回復を促していく必要があります。

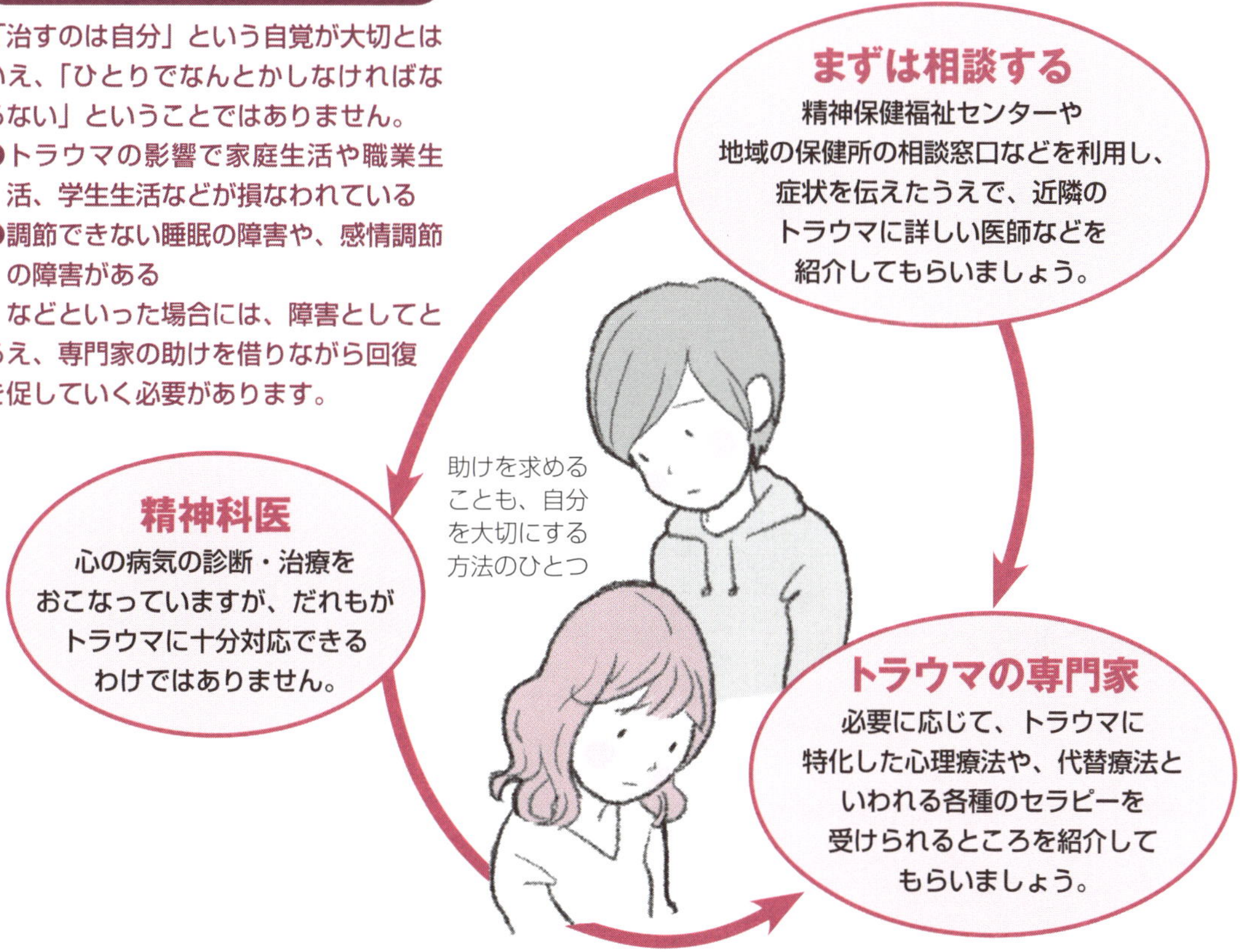

まずは相談する
精神保健福祉センターや地域の保健所の相談窓口などを利用し、症状を伝えたうえで、近隣のトラウマに詳しい医師などを紹介してもらいましょう。
トラウマの専門家
必要に応じて、トラウマに特化した心理療法や、代替療法といわれる各種のセラピーを受けられるところを紹介してもらいましょう。
精神科医
心の病気の診断・治療をおこなっていますが、だれもがトラウマに十分対応できるわけではありません。
助けを求めることも、自分を大切にする方法のひとつ

よい導き手がいれば歩みやすくなる

　つらい体験を重ねても生き延び、今ここに存在しているということは、それ自体が大きな強みです。その強みを、トラウマの影響から逃れ、回復への道を歩んでいく力に変えていきましょう。歩むのは自分自身ですが、よい導き手をもつことは大きな助けになるでしょう。

　残念ながら現在の医学界では、トラウマ性疾患に対する治療技法が十分に普及しているとはいえません。しかし、専門的に取り組んでいるところもあります。

　トラウマからの回復を促す治療技法については、エビデンス、つまり科学的根拠が証明されているものもあります（→第4章）。

　ただ、「どれがいちばん」というものではなく、エビデンスが十分ではないから効果がないというわけでもありません。いろいろ試してみるとよいでしょう。

どう治すのか？

「脳」と「体」の両面から働きかけていく

傷ついた心の状態を回復させるには、心の主要な部分を占める脳の働きの調整が必要です。そのためには、考えたり理解したりするだけでなく、体を動かすことも役立ちます。

頭を働かせるだけでなく身体的な働きかけも大切

トラウマに対する専門的な治療は、心理療法を中心に進められます（→第4章）。トラウマは、思考などにかかわる「理性脳」が、自律神経系と深く関連する「情動脳」を十分制御できなくなっている状態ととらえられます（→P40）。各種の心理療法は、理性脳、情動脳への働きかけを通じてトラウマ記憶の制御・処理、自律神経系の調整をはかり、その出来事がもう終わったこと、今は安全でなにかあっても対処できることを心身ともに教えていきます。

心は、脳内の活動だけで成り立つものではありません。脳と体のつながりも心の一部です。体の状態を整えていくことも大切です。

薬物療法は補助的なもの

トラウマの症状をやわらげるために、抗うつ薬などを使った薬物療法がおこなわれることもあります。服薬だけで症状が消えるわけではありませんが、つらい時期を乗り切る助けになることもあるでしょう。

一方で、脳機能に影響を与えて心理療法の効果が上がりにくくなったり、依存が生じたりするおそれもありますので、最低限の使用にとどめたほうがよいでしょう。

2方向から脳の働きを整える

理性脳と情動脳の働き方のバランスを整えていくために、理性脳の働きを強めたり、情動脳の働きそのものを調整したりしていきます。

ボトムアップのアプローチ——情動脳および自律神経系の調整

身体感覚や身体活動などにより調整をはかる方法。心理療法には身体感覚に焦点を当てるやり方もあります。

体の状態を整えていくことは、エネルギーや情報の流れを調整し、自己治癒力を高めることにもつながります（→第5章）。

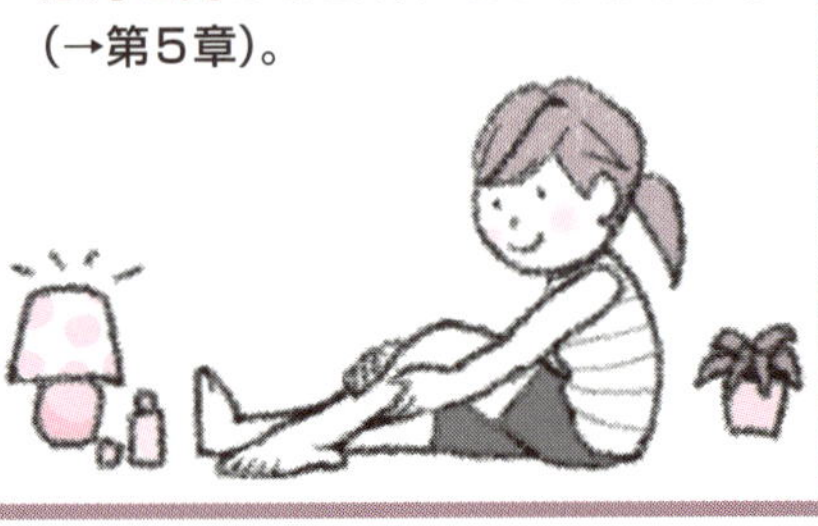

トップダウンのアプローチ——理性脳への働きかけ

「理性」「認知」「思考」といった理性脳の働きの強化をはかる方法。心理療法の一環としておこなわれる心理教育などによってトラウマの影響を理解し、情動脳の過剰な興奮に気づくと、現在の体験に対する生理的・感情的な反応が変化していきます。

- 「脅威と感じやすいこと」と「実際の脅威」の違い、引き金や想起刺激、ストレス要因などを、論理的に見直していく
- 情動脳から送られる身体感覚の情報を監視する力を強化し、感情の違い、感情が移り行くさまを見抜けるようにする
- トラウマ記憶を安全な方法で解凍し、保管し直せるようにする

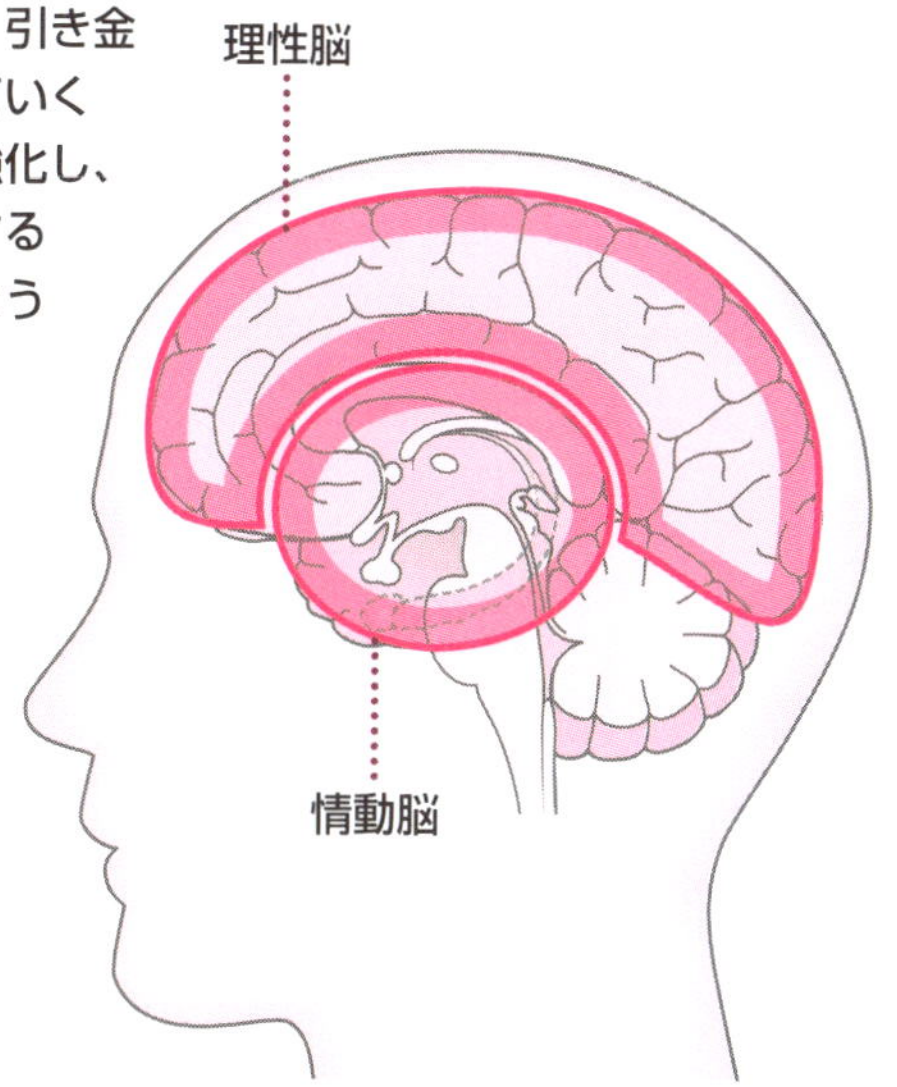

トラウマに対する各種の心理療法

トップダウン型、ボトムアップ型のいずれかに分類されることが多いものの、そもそも心理療法は言語を用いるという点でトップダウン、治療者との治療関係が「安全な感覚」と深く関連する点でボトムアップの作用があります。明確に分けられるものではなく、その割合が異なるだけです。

表現活動など

演劇、ストーリーテリング（物語ること）、視覚芸術（絵画、写真などの作品）、表現活動へのかかわりは、理性脳と情動脳の交流と調整につながるといわれています。

呼吸法・身体活動

深くリラックスした呼吸や、リズミカルな、あるいは統合的・調整的な運動は、情動脳の調整につながります。

- ボトムアップ型の心理療法は身体感覚に焦点を当てることで、情動脳や自律神経系に残り続けている、トラウマに関連した情動や感覚の状態をリセットし、「非常時モード」（→P40）を終わらせる※
- 心地よい体験を重ねることで、豊かな感覚・感情をつくりだす

※ソマティック・エクスペリエンシング（→P80）や、EMDR（→P68）、ブレインスポッティング（→P82）における左右交互刺激、TFT®、ボディコネクトセラピー（→P83）におけるツボへの刺激、マインドフルネス（→P93）に基づくセンサリーモーターサイコセラピーなど

治療期間は？

回復の過程はらせん状。時間がかかることもある

回復までの道のりは一本道ではありません。専門的なトラウマ治療に取り組む場合でも、回復を実感できるようになるまでには、ある程度の時間がかかります。

回復に時間がかかりやすい例

どれくらいの期間でトラウマからの回復を実感できるかは、一概にはいえません。長引きやすい人もいます。

複雑なトラウマがある

なかなか人を信頼できないというのは、複雑なトラウマがもたらす症状のひとつです。治療者との信頼関係を築くのにも時間がかかるかもしれません。

エネルギーの流れが乱れている

生命活動に伴うエネルギーや情報の流れに乱れがあると、なにをしても裏目に出やすくなります。まずはその是正が必要です（→第５章）。

薬を使いすぎている

薬物療法は治療に役立つものですが、長く使っていると耐性が生じて効きにくくなることがあります。薬の種類や量を増やし続けるうちに、かえって症状が出やすくなることもあります。

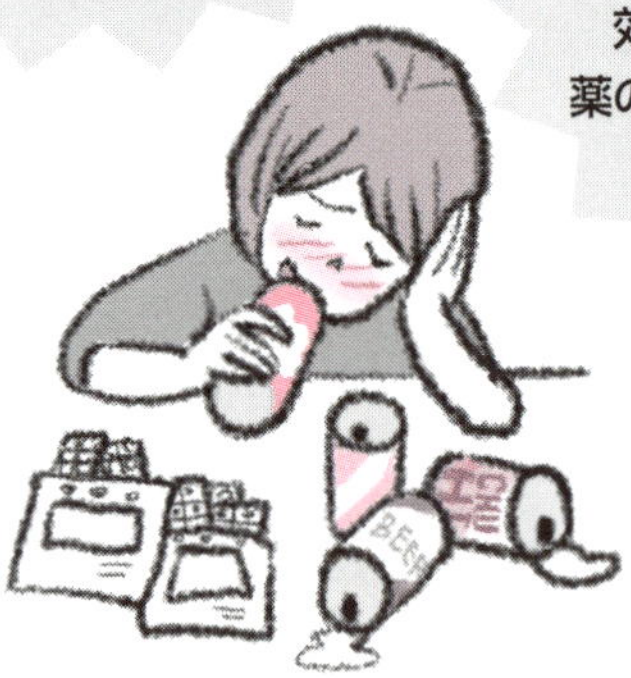

症状への依存が生じている

症状があるとき、人は「心配してもらえる」という実感を得られるうえ、フラッシュバック時には脳内麻薬といわれる物質が増え、苦痛の高まりがやわらぐという面もあります。症状への依存が生じている場合、回復のスピードは当然、遅くなります。

依存・嗜癖がみられる

大量飲酒などで自己調節をはかってきた場合、トラウマの治療を進めることで、むしろ依存・嗜癖がひどくなることがあります。依存・嗜癖の治療と、トラウマの治療をバランスよく進めていくことが必要です。

回復の過程で起こりうること

トラウマに向き合い始めたことで、むしろ症状がひどくなったように感じられることもあります。しかし、それは一時的なもの。治療が進むうちに「以前にくらべれば楽になってきた」と感じられるようになるでしょう。

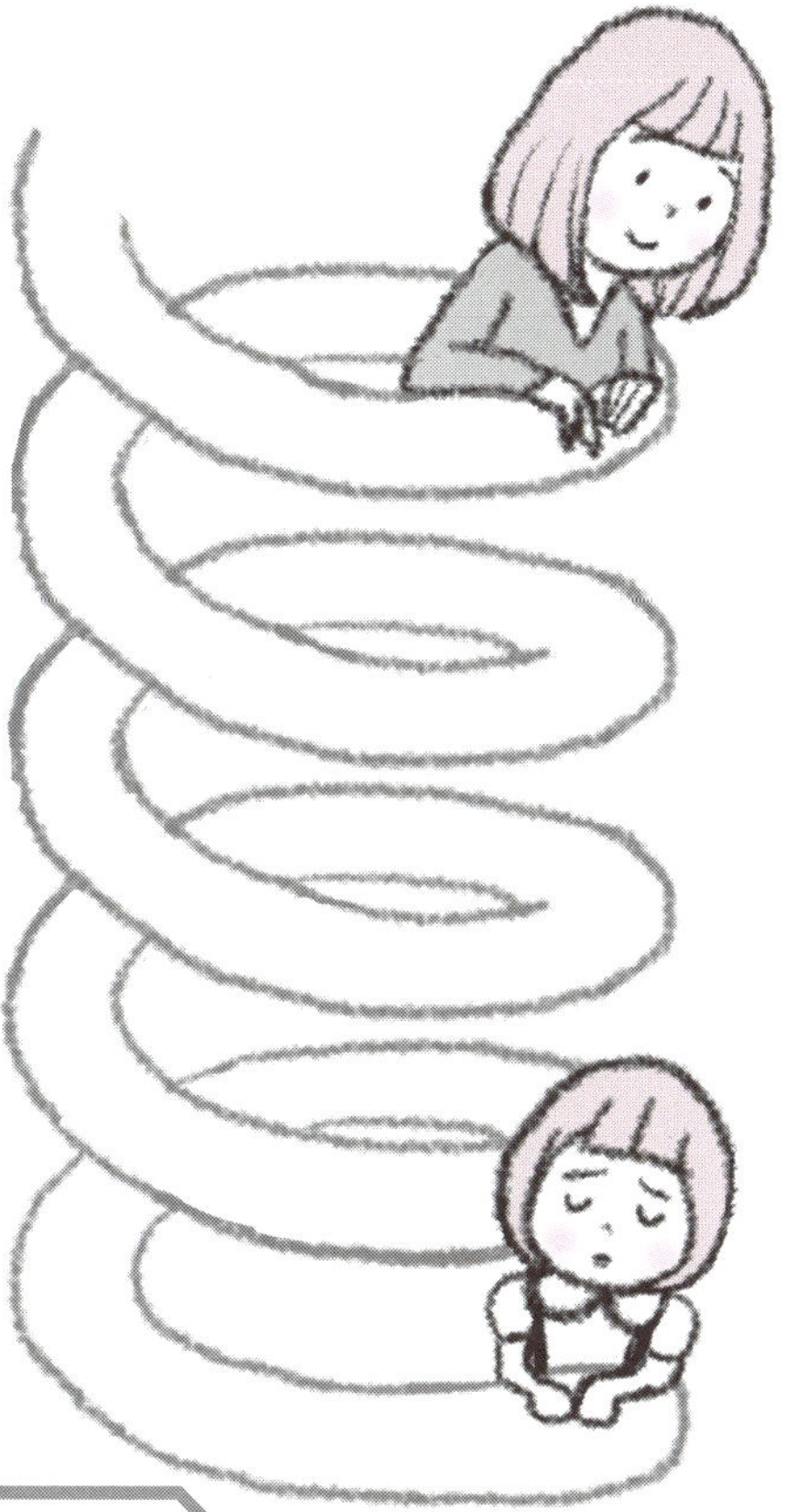

回復の道のりはらせん状のスロープのようなもの。元の位置に戻っているようでも、高さは違う

記憶のよみがえりで苦しくなる

抑圧していたトラウマ記憶がよみがえりやすくなり、フラッシュバックや解離などの症状が起こるようになったり、生活能力がいちじるしく損なわれたりすることがあります。

しかし、トラウマ記憶が正しく処理されていくうちに、症状は軽くなっていきます。

症状は軽くなったのに……

トラウマの症状がやわらぐと、これから先の生き方や人生のさまざまな課題など、症状に翻弄されているときには考えなかったことに、向き合わなければならなくなります。症状は減ったけれど、むしろ苦痛は増すこともあります。

焦らずに取り組んでいこう

トラウマのことや、自分の症状との関係を知るだけで、「ぐっと楽になった」と感じる人もいます。ただ、そこから一歩進み、自分の人生を自分でコントロールできるようになるまでには、少々時間がかかるかもしれません。

専門的なトラウマ治療の中心となる各種の心理療法は、基本的には段階的に進められます。多くは数ヵ月単位、あるいは年単位の取り組みになります。

トラウマからの回復は、行きつ戻りつしながら進んでいくのが普通です。焦らずに取り組んでいきましょう。

COLUMN

語りにくくても大切なこと③

リスクの高い性行動について

「トラウマの再演」が起きているのかも

子どもの頃に性的虐待を受けて育った人は、ときに自ら進んでリスクの高い性行動をとるようにみえることがあります。リスクの高い性行動とは、たとえば援助交際をする、避妊せずに性交渉をするなどといったことです。

援助交際をする人に話を聞いてみると、「別に楽しいからというわけではない」と言います。理由は人それぞれですが、いずれにしても、ハイリスクな性行動をくり返すことで、自分に対するネガティブな考えや恥辱感（スティグマ）は往々にして強まるものです。

被害者という意識はなくても、自己否定感を強めるような性行動をくり返しているのだとしたら、それはトラウマの再演（→P50）かもしれません。それに気づくことが、恥辱感を減らしていく第一歩です。

▼ハイリスクな性行動のかげにある思い

性被害を受けるより、自ら望んでおこなう行為のほうがまし

過去の自分になにが起きたのか、確かめたい

幼い頃によくわからないまま開かれた性の世界を探求したい

相手の好意に対して、自動的に性的に反応するモードになる（加害者に応じていた頃の過去の自分に戻ってしまう）

どうせ自分は汚れている、価値がないから、もっと汚れればいい

加害者を象徴する存在（たとえば男性）を金銭的、社会的に困らせたい。自分なりの復讐

第4章

「今」への影響を変える心理療法

トラウマの影響でつらい思いをしているのなら、
回復を促す治療を受けることも考えましょう。
トラウマ治療を目的にした心理療法はいろいろあります。
専門家の助けを借りることで、
心の負担は軽くなることも多いのです。

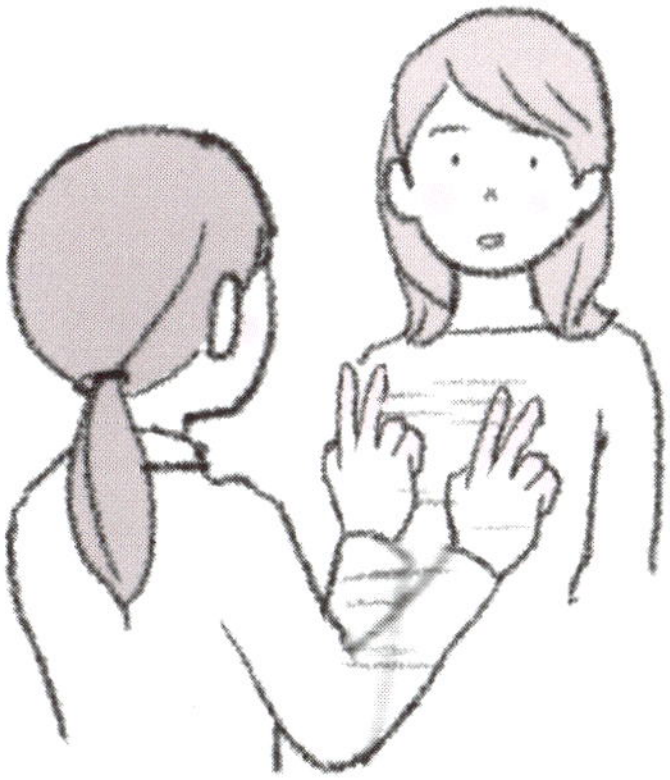

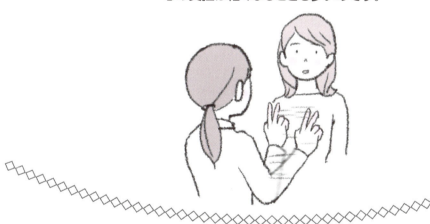

心理療法とは

トラウマからの回復を促す専門的な治療法

専門的な訓練を受けた治療者の働きかけ（介入）により、認知・行動・感情・身体感覚などに変化をもたらし、心の問題を軽くしていく治療技法——それが心理療法です。

心理療法の基礎知識

心理療法は、さまざまな心の問題を対象におこなわれますが、トラウマを扱う場合には、トラウマに焦点を当てた心理療法を用いるのが一般的です。

いろいろな種類がある

心理療法には、さまざまな種類があります。感情や認知、行動に焦点を当てた心理療法は認知行動療法と総称されますが、介入のしかたや治療の進め方はいろいろです。

認知行動療法とは異なるしくみの心理療法も数多くあります。

認知行動療法に含まれるもの

■持続エクスポージャー療法（PE《ピーイー》療法）→P66
■認知処理療法（CPT《シーピーティー》）→P70
■STAIR《ステア》→P72
■NET《ネット》→P74
■TF-CBT《ティーエフシービーティー》→P76

その他の心理療法

■EMDR《イーエムディーアール》→P68
■対人関係療法→P78
■ソマティック・エクスペリエンシング→P80
■ブレインスポッティング など→P82

専門の研修を受けた治療者がおこなう

心理療法は、それぞれ特有の理論に基づいた治療技法です。専門的な訓練を受けた治療者が実施します。

自分でできないの？

各心理療法のベースとなる理論を知ることは、トラウマへの理解を深めるのに役立ちます。しかし、実際に治療を進めていくには、専門的な治療者が必要です。

自分だけでトラウマ体験のふり返りなどに取り組み、急激に症状が悪化してしまったなどということもありえます。

トラウマに焦点を当てた心理療法がある

　ある人がかかえている問題の解決をはかるために、特定の資格をもつ人が相談に乗り、傾聴・助言をおこなうことをカウンセリングといいます。

　一方、トラウマに焦点を当てた心理療法は、トラウマに向き合い、変容を促すもの。その介入のしかたなどについて一定のモデルがあり、それに沿った形で治療が進められていきます。

　ここ三〇年ほどの間に、トラウマについての研究は大きく進化しました。ＰＴＳＤをはじめ、トラウマ性疾患を対象にした心理療法がいくつも開発され、その治療効果についての科学的検証も進んでいます。

健康保険は適用される?

　医療機関を受診し、医師が治療に必要と判断して実施される場合には、基本的にはどの方法でも健康保険が適用されます。

　ただし、診療の場では十分な時間がとりにくいため、カウンセリング機関の利用をすすめられることもあります。カウンセリング機関にかかる場合には、健康保険の適用はありません。

どの方法を用いるか決める要因

　種類が多いだけに、どの心理療法がよいのか疑問に思うこともあるでしょう。基本的には、治療者と相談しながら選択します。

治療者の技能／判断

トラウマに焦点を当てておこなう心理療法は、それぞれ専門的な訓練が必要なため、どこでも、だれでもすべての心理療法をおこなえるわけではありません。治療者側が実施可能なもののなかから、各心理療法の特徴をふまえたうえで適切と考えられる方法を説明し、治療を受ける人の同意を得たうえで治療が開始されます。

受ける人自身の希望

「この心理療法を受けてみたい」という希望があれば、その方法をおこなっているカウンセリング機関を探し、利用してみるのもよいでしょう。

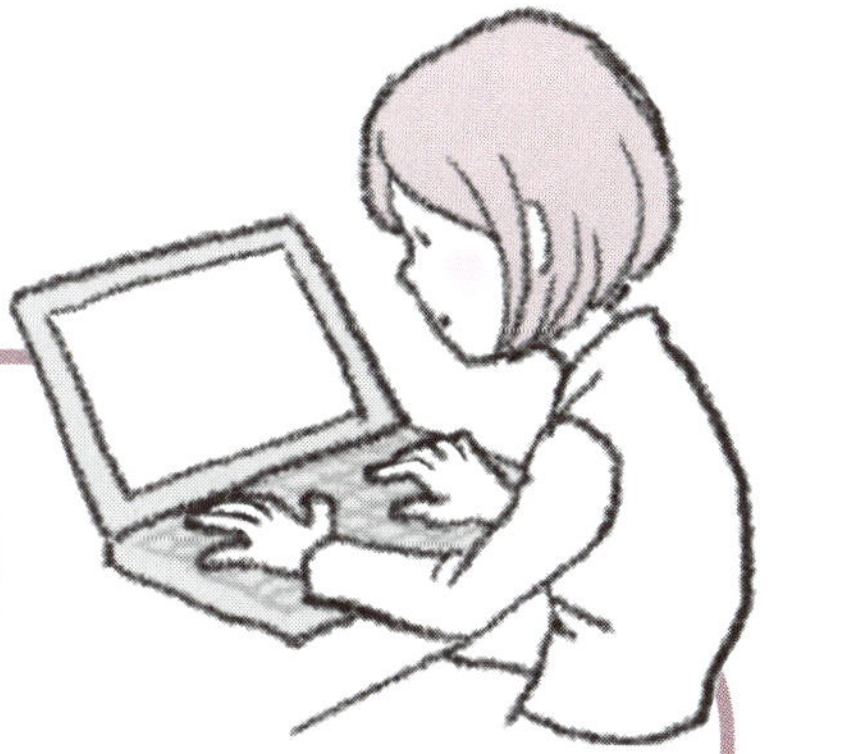

インターネットで治療者リストなどが公開されている場合もある。探してみよう

心理療法の種類

治療の進め方はいろいろだが共通点もある

トラウマに焦点を当てた心理療法には、さまざまな種類がありますが、トラウマの影響を受けている「今」を変えるという目的は同じ。共通点も多くみられます。

各種の心理療法の共通点

現在、「エビデンスがある治療法」としておこなわれている心理療法にみられる共通点は、以下の６つにまとめられます（Ulrich Schnyder らによる）。

各種の心理療法にみられる共通点は、トラウマからの回復の鍵となる重要なポイントといえます。

① 心理教育

トラウマや、トラウマの影響について学ぶことを「心理教育」といいます。今後の戦略を立てるうえで、自分の症状とトラウマとの関連を知ることは重要な意味をもちます。本書を読むことも、心理教育として役立ちます。

② 感情調節と対処スキル

感情のコントロールのしかたや、不快な感情や思考でいっぱいになりそうなときの対処法などを学んでいきます。「スキルの習得」を治療プログラムの明確な構成要素とはしていない心理療法でも、重要なテーマです。

③ 曝露《ばくろ》

曝露とは「さらす」ということです。それが主たる目的ではなくとも、エビデンスのある心理療法はいずれも、トラウマとなった出来事や、体験時に感じたことを思い出す、語るなど、なんらかの形で曝露がおこなわれます。

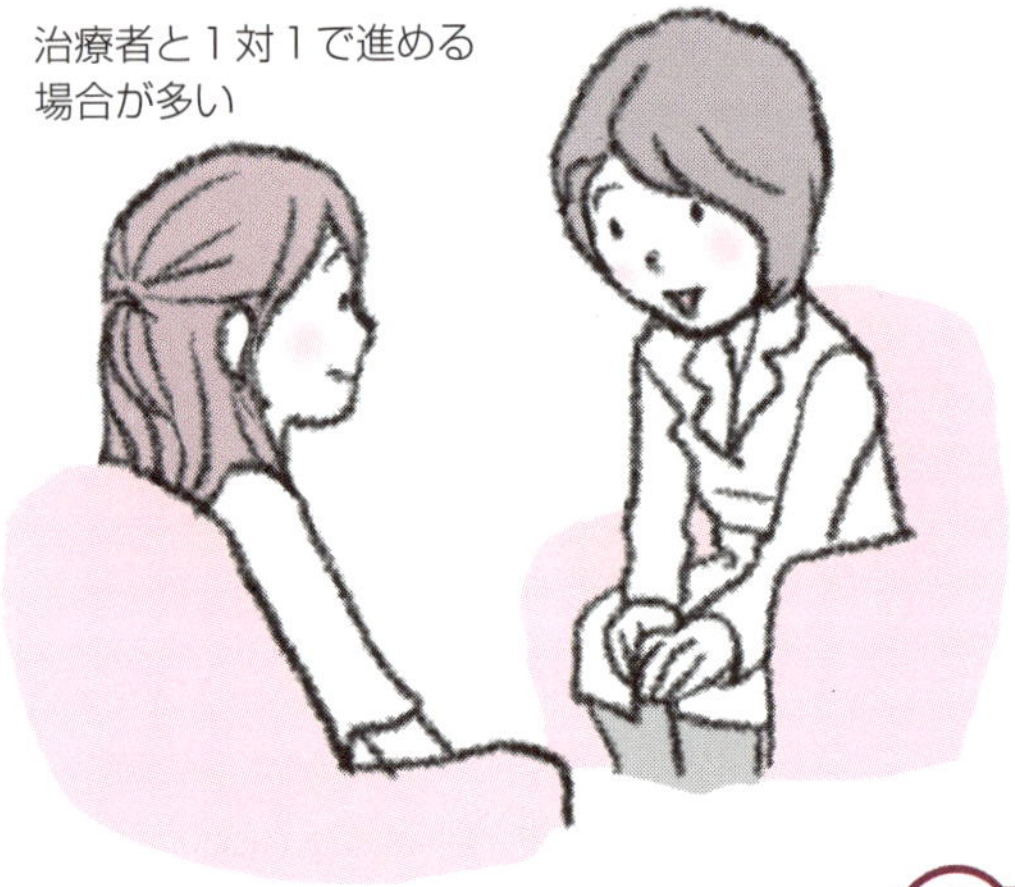

治療者と１対１で進める場合が多い

重点的に対応していくポイントは異なる

トラウマからの回復に必要なポイントは共通していますが、それぞれの心理療法によって、どこに重点を置いて対応していくかは異なり、治療の進め方も違います。

ただ、どこからアプローチするにせよ、治療を進めることで生じた変化は、ほかにもよい影響を与えることが期待できます。結果的に、トラウマが「今」に及ぼす影響を減らしていくことにつながります。

4 認知処理、再構成、意味をみつける（つくる）

自分や世界に対する否定的な見方を見直し、トラウマ体験について改めて考え直し、これまでとは異なる意味づけをおこなっていくことは、どの心理療法でも重要なポイントです。

5 感情に向き合う

強い恐怖感の緩和をはかる、罪悪感や恥辱感、怒り、悲しみなどの感情に重点を置くなどいろいろですが、いずれの心理療法も、感情について扱います。

6 記憶処理

言葉にしにくいトラウマ記憶を、首尾一貫した「物語」として編成し直すなど、トラウマ記憶を「物語の記憶」にしていくことを目指します。

治療を始める前に「安全感」をインストールしておく

治療を始めたことで、一時的につらさが増してしまうこともあります（→ P59）。そんなときに使える「お守り」を、自分の中にもつ練習をしておきましょう。

心理療法を受ける・受けないにかかわらず、日常的に利用できます。

1 自分がいちばん安全・安心と感じられる場所を思い浮かべる。実在しなくてもよい

やわらかなソファの上
大きな木の下
好きな「色」につつまれている空間

2 利き手ではないほうの手のひらに1のイメージを載せ、キーワードを決める

ソファ
木陰
色の名前

3 2に合った色の薄手のハンカチを思い浮かべ、その想像上のハンカチで2をくるむ

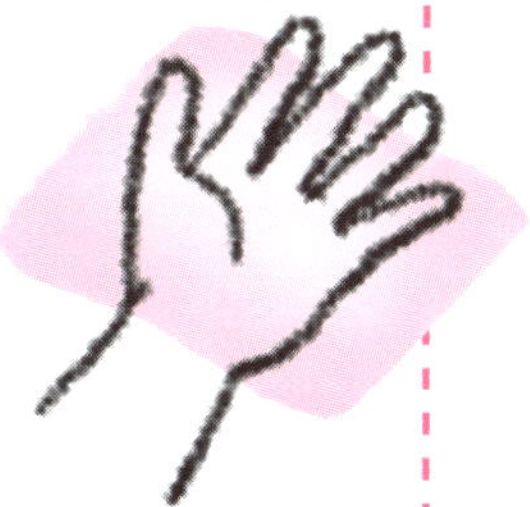

4 親指に3を巻き、それを隠すように想像上のキャップをはめる。親指をギュッと握って、キーワードをつぶやき、安心のイメージをなじませる

5 不安になったときに、ギュッと親指を握ってキーワードを唱えると、安心感を得やすくなる

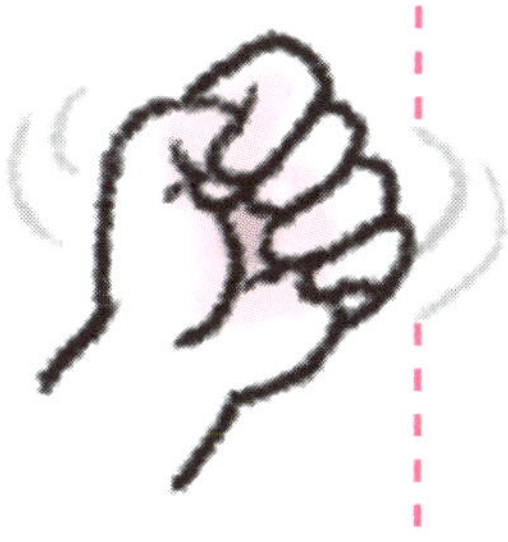

代表的な心理療法

持続エクスポージャー療法／安心を実感する

治療者とともにトラウマの記憶に立ち戻り、記憶が過去のことであり、今の自分は大丈夫だという安心感を見つけていく治療法です。治療者と二人三脚で、自然に回復していく道筋を歩み直していきます。

基礎知識

PE療法
Prolonged Exposure Therapy
【持続エクスポージャー療法／長時間曝露療法】
●アメリカのエドナ・フォア博士が開発した心理療法で、国内外の多くの研究で効果が実証されています。

「回避をやめる」ことで回復を促す

PE療法は、不安障害に対する行動療法のひとつとして用いられる技法です。トラウマ治療に用いる際には、PTSDを長引かせる要因となっている「回避」と「非機能的認知」の修正をはかっていきます。

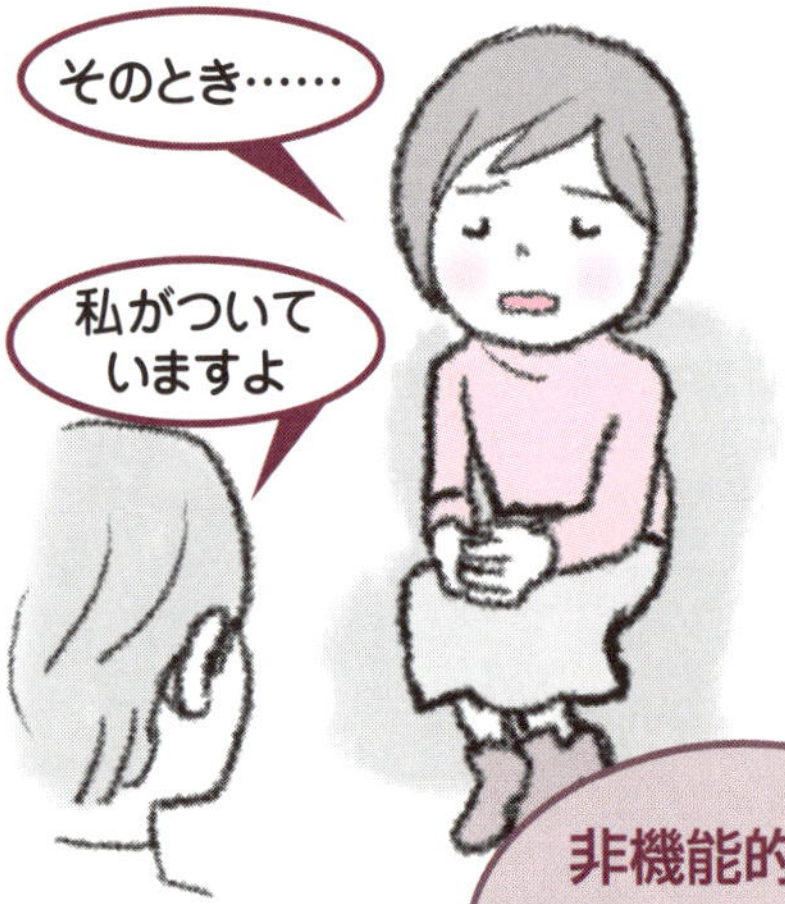

そのとき……
私がついていますよ

思い出すと被害にあうという恐怖感を取り除き、自分を苦しめるネガティブな考えを整理する

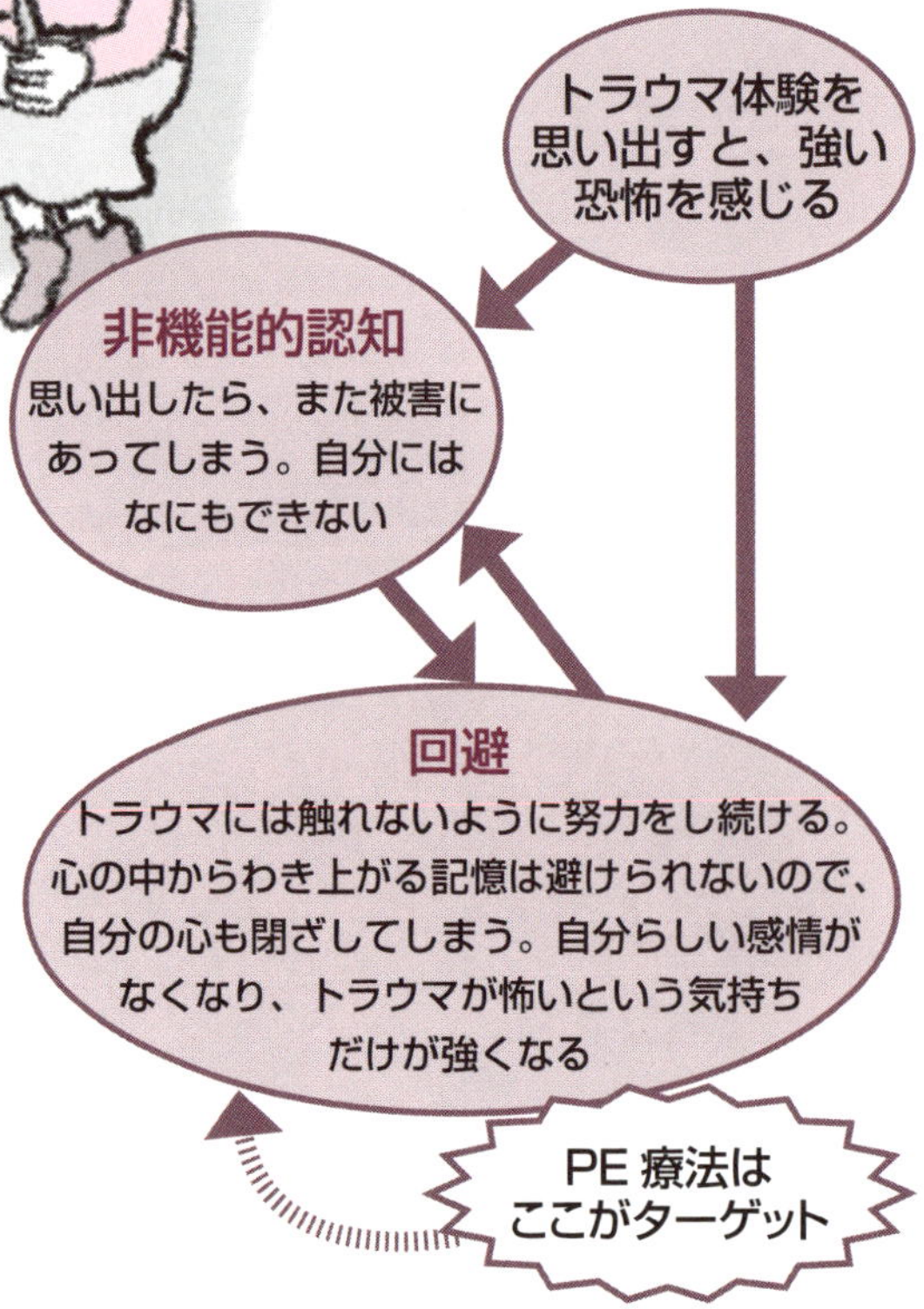

トラウマ体験を思い出すと、強い恐怖を感じる
非機能的認知
思い出したら、また被害にあってしまう。自分にはなにもできない
回避
トラウマには触れないように努力をし続ける。心の中からわき上がる記憶は避けられないので、自分の心も閉ざしてしまう。自分らしい感情がなくなり、トラウマが怖いという気持ちだけが強くなる
PE療法はここがターゲット

治療者に支えられながらトラウマ記憶に触れてみる

治療者のガイドで、無理のない範囲でトラウマの記憶や、思い出させる場面に触れてとどまってみ

▼PE療法の進め方

毎週１回、90分の面接と、毎日１～２時間の宿題をおこないます。認定を受けた治療者にかかれば、普通は10～15週程度で回復がみられます。

準備セッション

- 治療原理と治療手続きの説明、これまでの治療成績（エビデンス）の紹介
- トラウマの影響についての心理教育
- 呼吸法による不安の対処法を練習

現実エクスポージャー

- トラウマとの関連のために不安になる生活の場面を列挙し、不安の得点をつける
- その得点の低いものから、無理なく、安全にできる課題を選び、自宅で毎日30分ほどそれに触れて不安の得点の変化を記録する
- 生活のなかでトラウマを思い出すことへの不安が減り、活動の幅が広がる

想像エクスポージャー

- 治療者と一緒にいるという安心感のなかで、トラウマの記憶を思い出し、言葉に出して語る。治療者は不安の得点をモニターしながら、無理なく話せるように調整する
- 自信がついてくると、それまで回避していた記憶についても自分から詳しく話せるようになる

処理（プロセシング）

- 話したあとで、なにを学んだかをふり返り、記憶に触れることへの不安や、「自分にはなにもできない」という無力感を取り除き、トラウマや自分、世界についてのネガティブな考えを修正し、安心や自信を育てる

評価

- トラウマに触れる際はつねに不安の得点をモニターし、無理のないよう調整。また面接ごとにPTSD症状を測定し、それが減少していくことを確認し合いながら治療を進め、終結する

ることで、馴化《じゅんか》（慣れること）を体験します。触れても怖いことは起きないし、自分は大丈夫だという安心感が芽生えます。

やがてトラウマの記憶が整理され、たとえば悪いのは自分ではなく加害者であるということが、心から納得できるようになります。トラウマの被害は過去のことであることが実感され、自分らしい生活の感覚が戻ってきます。

代表的な心理療法

EMDR／記憶の「適応的情報処理」を進める

左右の脳を交互に刺激しながら記憶をたどり、トラウマ記憶の処理をはかります。ＰＴＳＤに対するエビデンスのある心理療法であり、さまざまなストレス・トラウマ関連障害に対する汎用性が高い治療法です。

基礎知識

EMDR
Eye Movement Desensitization and Reprocessing
【眼球運動による脱感作と再処理法】
●アメリカの臨床心理士であるフランシーン・シャピロ博士が開発した心理療法。複雑なトラウマに対しても用いられます。
●日本EMDR協会　https://www.emdr.jp

目の動きとともに思い浮かべる

トラウマ記憶にまつわるイメージ、感情、感覚などを思い浮かべながら、治療者が左右に動かす指の動きを目で追い、感情や感覚がどのように変化していくかをみていきます。

トラウマとなった出来事や経験の詳細を語る必要はありません。

目を動かすのは15～30秒ほど。これを何回かくり返す

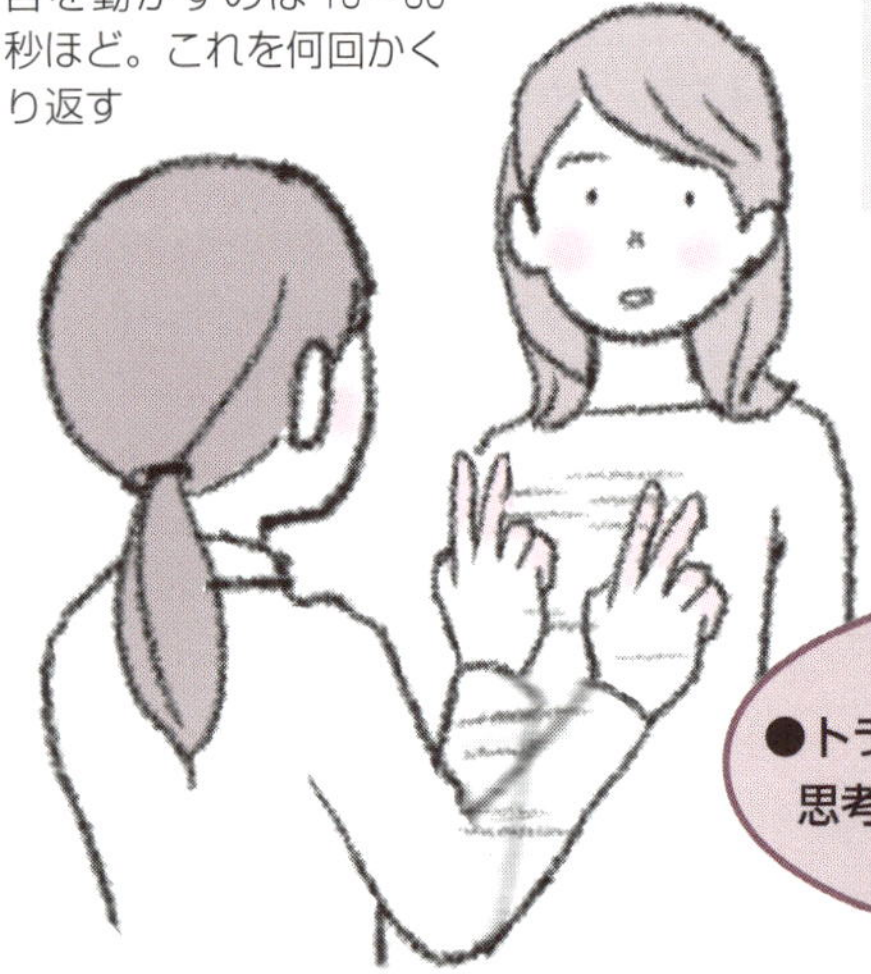

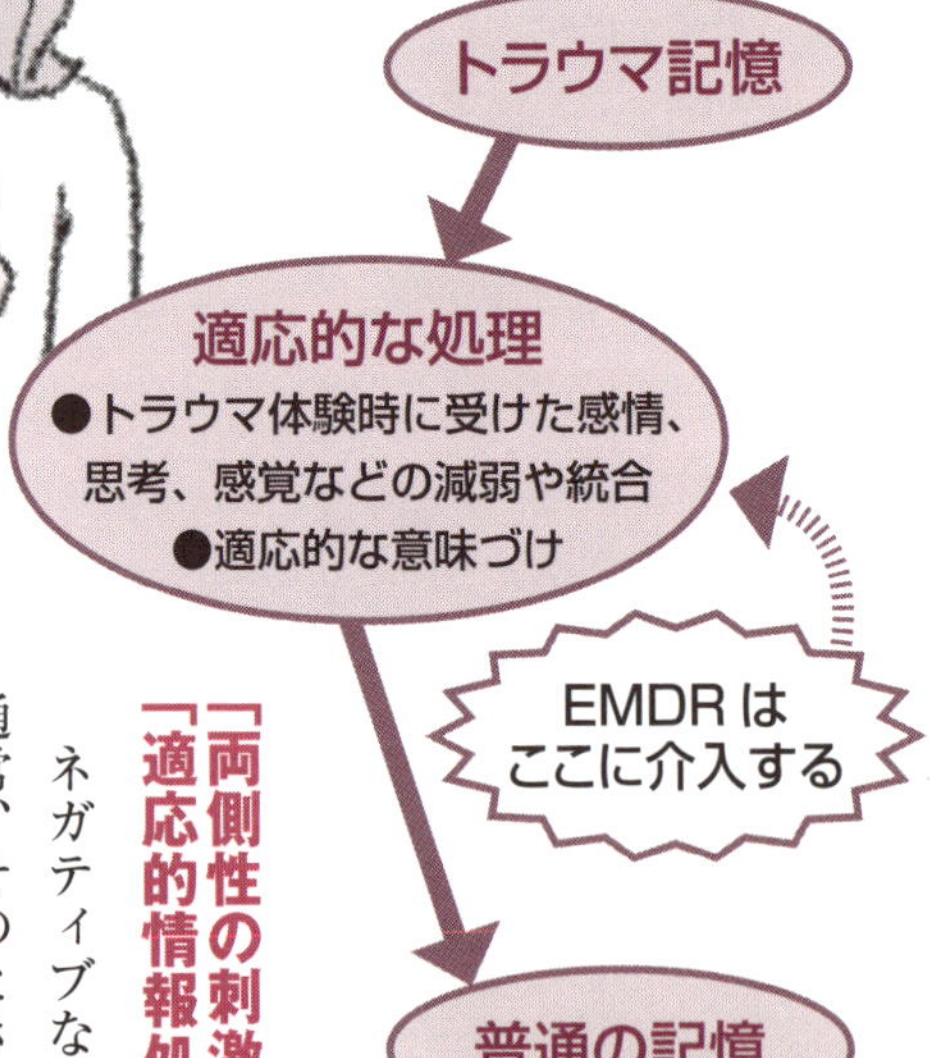

トラウマ記憶
適応的な処理
●トラウマ体験時に受けた感情、思考、感覚などの減弱や統合
●適応的な意味づけ
EMDRはここに介入する
普通の記憶

「両側性の刺激」が「適応的情報処理」の鍵

ネガティブな記憶に対しては、通常、そのときの状況を思い出したり、人に話したり、夢に見たりするなかで、新しい理解や意味づけがおこなわれていきます。「しかたがなかった」「自分は悪くなかった」などという「適応的な意味づけ」がなされることで、普通の記憶として処理されていきます。

ところがトラウマ記憶は、あま

▼EMDRの進め方

EMDRは、眼球運動やタッピング（触覚刺激）など、「身体への両側性・交互刺激」を用いて、体が本来もつ自然治癒力とも関連する適応的情報処理を進めます。

「いやな感じ」を減らすだけでなく、新たに肯定的なイメージや、適応的な考え方をもてるように促すのも大切なポイントです。

聞き取り

●生育歴・病歴などの確認

準備

●安定した治療関係の確立と心理教育

●セルフコントロール技法の学習

現状のアセスメント

●どのような苦痛、思考、身体感覚があるかの確認

トラウマに関連するイメージの再処理

●治療者の指示に従い、トラウマ体験時のいやなイメージや、否定的な考えなどを思い浮かべながら、治療者が左右に動かす指の動きを目で追う

●いやなイメージを思い浮かべたときの感情が改善していく

肯定的なイメージを植えつける

●いやな感じが完全になくなったら、治療者の指示に従って肯定的なイメージや考えを思い浮かべる

身体感覚の確認

●緊張や不安がないか確認し、あったらさらに処理を進める

終了

●治療を終え、日常に戻る準備をする

次回以降

再評価

●前回終了後の症状を確認したうえで、治療計画を立てる

りに強大であるために処理が進みません。これを促すのがＥＭＤＲです。トラウマ記憶がよみがえっているとき、左右の脳の働きのバランスは崩れています（↓Ｐ41）。「目を左右に動かす」という両側性の刺激で脳のバランスが改善し、情報処理が進むのではないかと考えられています。眼球運動だけでなく、左右交互の触覚刺激（タッピング）や聴覚刺激などでも、同様の効果が期待できます。

代表的な心理療法

認知処理療法／自分の考えを見つめ直す

トラウマからの回復を妨げる思考パターンに気づき、修正していくことに重点を置いて治療を進める認知処理療法。ＰＴＳＤに対するエビデンスのある治療法です。

基礎知識

CPT
Cognitive
Processing Therapy
【認知処理療法】
●開発者はアメリカのリーシック、マンソン、チャードという3人の臨床心理学者。PTSDの治療法のひとつで、構造化したマニュアルに沿って実施されます。

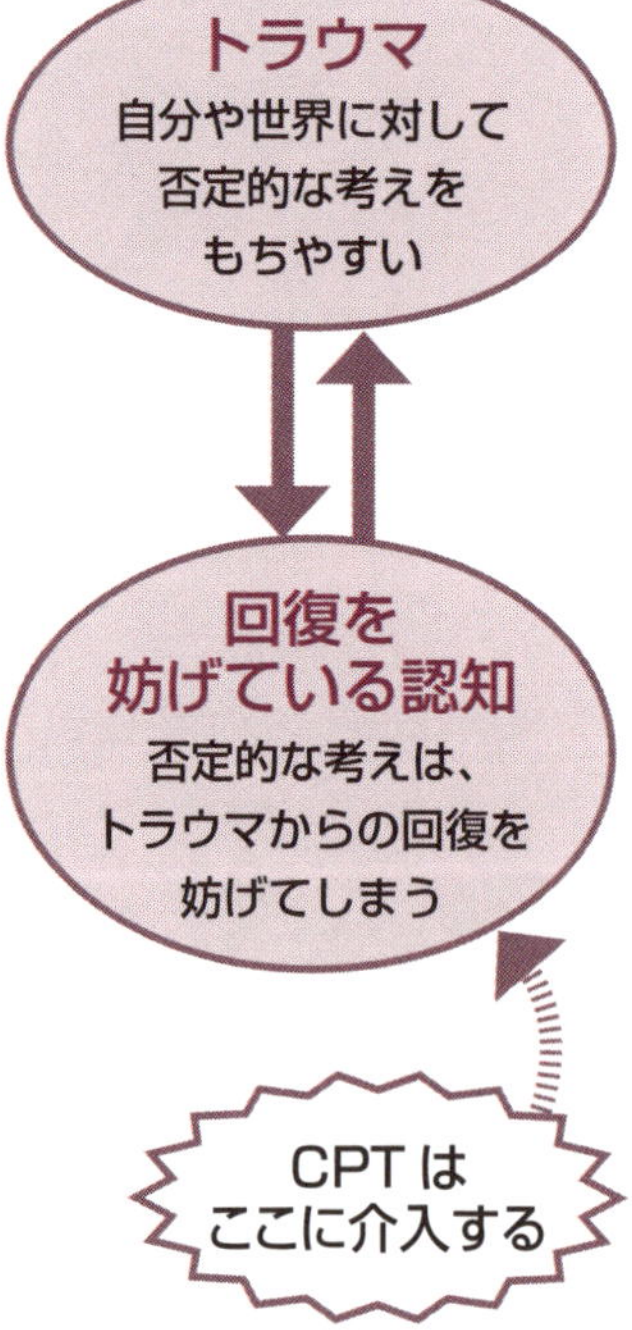
トラウマ
自分や世界に対して
否定的な考えを
もちやすい
回復を
妨げている認知
否定的な考えは、
トラウマからの回復を
妨げてしまう
CPTは
ここに介入する

思い込みに気づき、修正していく

非常に危険な目にあえば、心身に影響が及ぶのは当然のことですが、自然に回復していくこともあります。この自然な回復を阻むものとして、認知処理療法は、その名のとおり認知、つまりものごとのとらえ方、考え方に注目します。

トラウマによって、どのような思い込みや、信念をもつようにな

考え方のくせを見直していく

自分や世界に対する否定的な考え方など、トラウマ体験によって生じた思い込みやこだわり、考え方のくせを系統的に見直し、修正していくことを目指します。

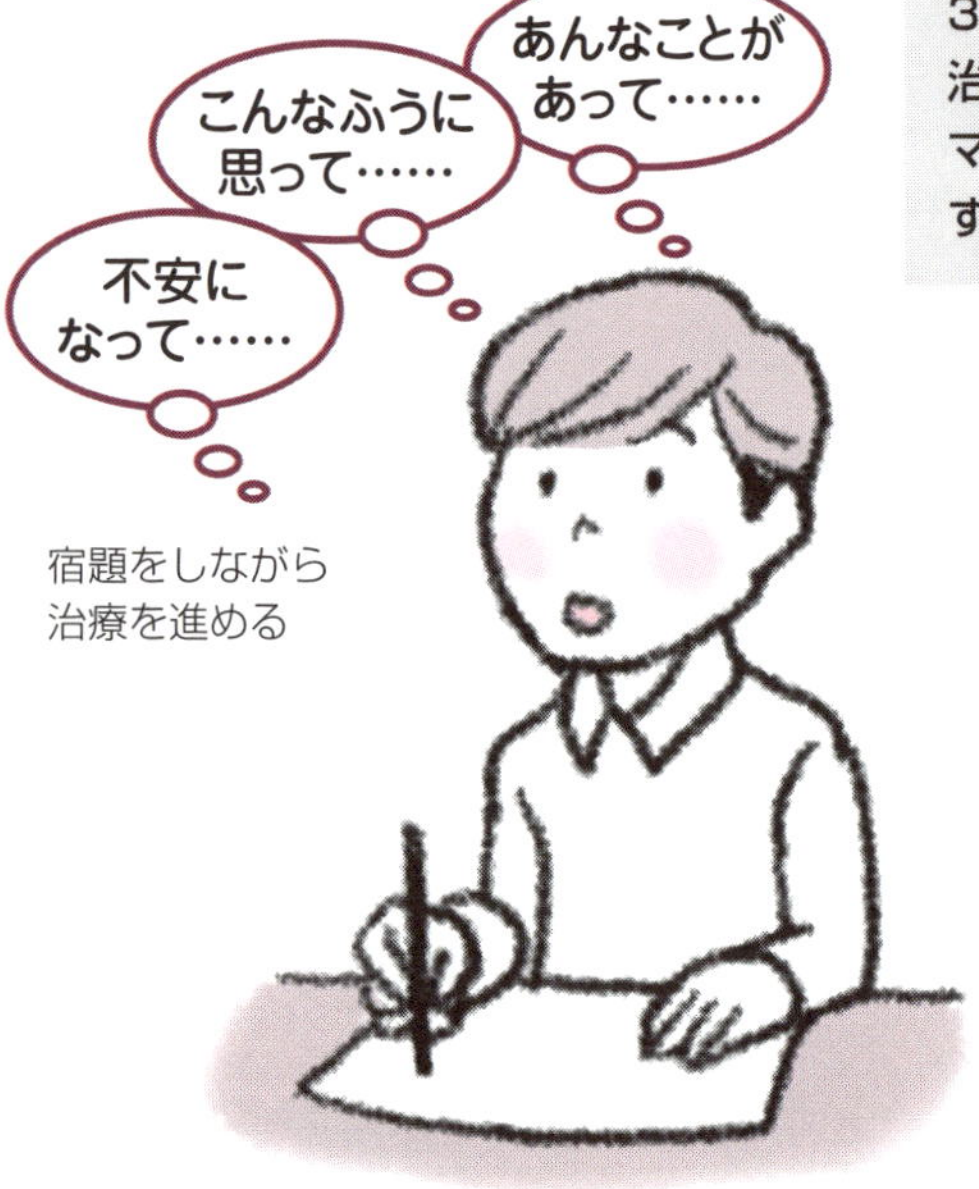
あんなことが
あって……
こんなふうに
思って……
不安に
なって……

宿題をしながら
治療を進める

ったのか、それがどんな影響を与えているのか、治療者とともに考えていきます。そのうえで、新しい考え方ができないかを検討し、回復を妨げている認知の修正をはかっていきます。

▼CPTの進め方

通常は週１回、全12回かけて実施されます。宿題が出され、次の面接時に持参し、それについて話し合うというスタイルで進められていきます。

心理教育

- トラウマや、トラウマの影響について学ぶ

出来事の意味

- トラウマとなった出来事が、なぜ起きたか、どんな影響を与えたか、自分の考えをまとめる

思考や感情を見つける

- 日々の出来事について「なにが起きたか／どう思ったか／どんな気持ちになったか」を書いておく
- 状況のとらえ方で、感情が変わることを確認していく

トラウマ体験の整理

- トラウマ体験を思い出し、記述する
- 思い出すことで生じる感情や、回復を阻んでいる考え方（スタックポイント）を探す

問題のある思考パターンに気づく

- 問題のある思考パターンを知り、自分のスタックポイントがどこに当てはまるか考える

テーマ別に自分の考え方を見直す

- 「安全」「信頼」「力とコントロール」「価値」「人との親密性」といった、トラウマの影響を受けやすいテーマに沿って、自分の考えを見直していく

代表的な心理療法

STAIR／感情と対人関係の調節スキルを学ぶ

STAIRは、子ども時代にトラウマが生じた大人の複雑性PTSDを対象とした認知行動療法の一種です。生活上の問題をまねきやすい感情の調節障害や対人関係の問題の改善を目指します。

感情調節などを習得し直す

複雑なトラウマによって起こりやすい感情調節の困難や対人関係の問題は、本当の自分の気持ちを遠ざけ、人と安定してかかわることを難しくして、人生をつらいものにします。

虐待を受けたときには受け止めてもらえなかった、さまざまなネガティブな感情や考えを、STAIRでは現在の具体的な対人関係に即して考え直します。

NSTでは、過去のトラウマとの関係を見直すことで、さらに治療を深めます。

基礎知識

STAIR

Skills Training in Affective and Interpersonal Regulation

【感情と対人関係の調整スキル・トレーニング】

●子ども時代の逆境体験などによる、複雑なトラウマをもつ大人向けの心理療法。STAIRとNET（下記）の開発者はメリレーヌ・クロワトル博士。

&

NST

Narrative Story Telling

【ナラティブ・ストーリー・テリング】

●複雑なトラウマは、いくつものトラウマ体験が重なってできるもの。トラウマ記憶の重なりを紐解きながら整理し、人生の一部として語れるようにしていきます。具体的な手法は異なりますが、治療手順、原理はPE療法（→P66）と共通します。

具体的な方法を身につける

STAIRは、自分や相手にネガティブな考えや感情をもってしまうことを改善します。

STAIRの実施後、トラウマ記憶に触れながら、ネガティブな考え方のパターン（スキーマ）の起源を探り、改善するNSTを組み合わせることもあります。

■トラウマに対する段階的治療の概念（ハーマンによる）

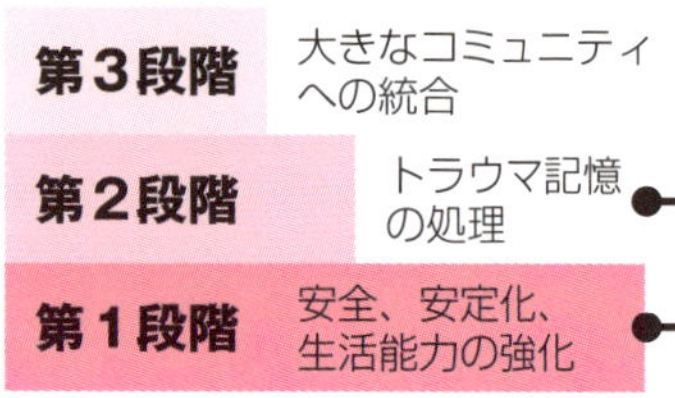

第３段階
大きなコミュニティへの統合
第２段階
トラウマ記憶の処理
第１段階
安全、安定化、生活能力の強化

トラウマからの回復は、段階的に進める必要があるとする考え方。STAIRは第１段階、NSTは第２段階に寄与する心理療法

▼STAIRの進め方

通常８回程度の面接を通じて、子どもの頃に生じたトラウマの影響についてふり返り、感情の調整方法、対人関係をポジティブに見直すスキルなどを学んでいきます。

治療への導入

- 症状や生活状況の聞き取りや、リラクセーション技法の学習

感情のコントロール方法を学ぶ

- 感情の種類を見分け、名づけられるようにしていく
- 感情を観察し、目的に沿った修正・表現のしかたを考えていく
- 感情とのかかわり方を学ぶ。なにかをするために苦痛を感じるのは「当たり前」ではないこと、耐えるべき苦痛と、耐える価値のない苦痛とを見分け、よりよい方法がないか検討できるようにする

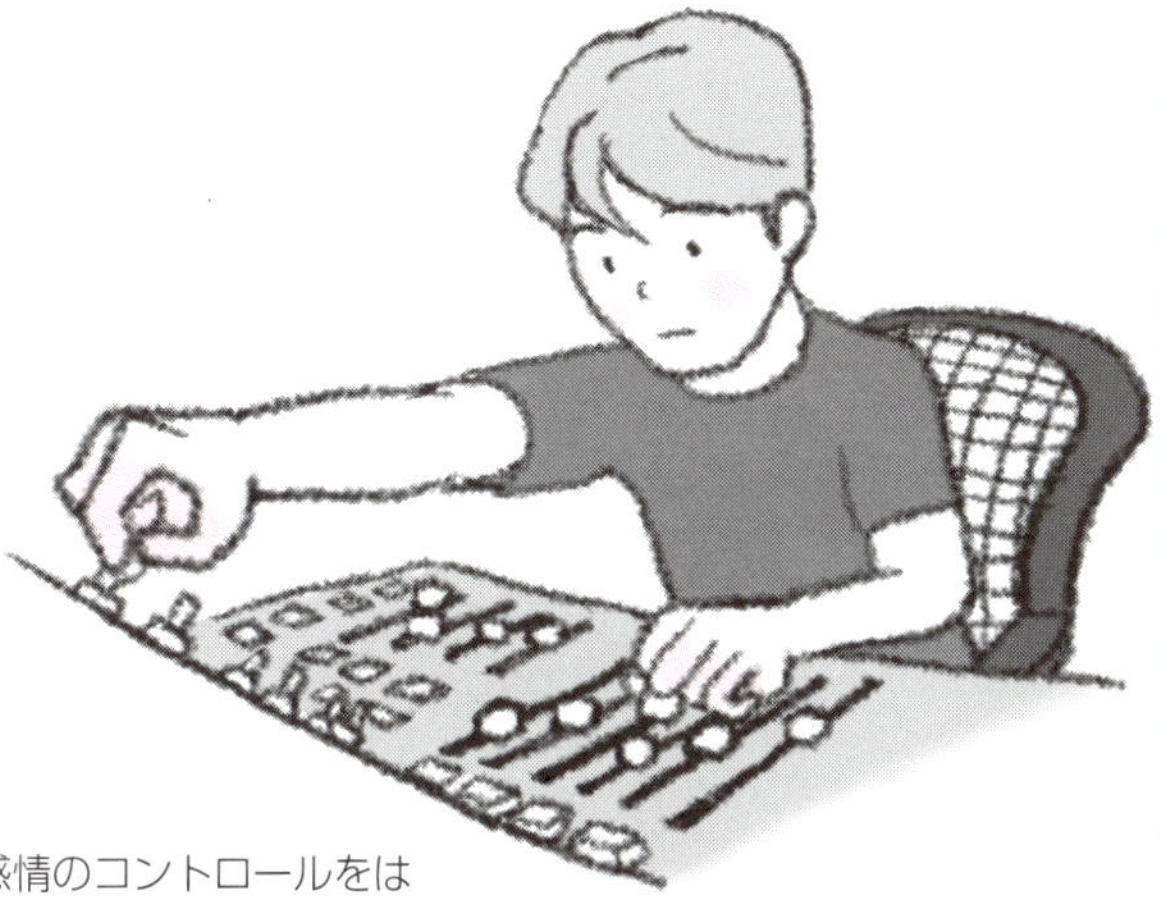

感情のコントロールをはかるには、いろいろな種類の感情の違いに気づけるようになることが必要

人との接し方のスキルを学ぶ

- 逆境体験によってもたらされた考え方のパターンやくせが、現在の対人関係にも影響していることを知る
- 考え方のパターンやくせを見直し、別の考え方をすることで、人との関係性も変わることを学ぶ
- 安全で効果的な自己主張のしかたを学び、実生活のなかで練習していく
- 相手との関係に配慮しながら自分の気持ちや必要なことを相手に伝える（アサーション）練習をする

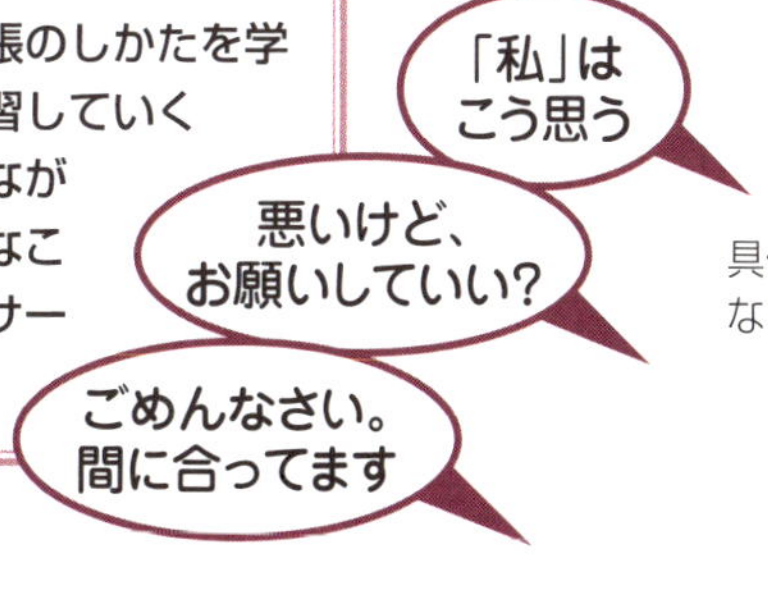
「私」はこう思う
悪いけど、お願いしていい？
ごめんなさい。間に合ってます

具体的な表現方法などを学んでいく

代表的な心理療法

NET／トラウマ記憶を物語にしていく

「ナラティブ」とは物語という意味の言葉です。NETは「語ること」に重点を置く心理療法。冷凍されたままのトラウマ記憶を語ることで、通常の記憶への変化を促します。

過去の体験と感情の統合をはかる

トラウマ体験時の状況と、そのときの感情や思考、身体的な感覚などが結びつくことで、トラウマ記憶は普通の記憶と同様に整理されていきます。

NET では「語る」という行為を通じて、この統合を促していきます。

基礎知識

NET

Narrative Exposure Therapy

【ナラティブ・エクスポージャー・セラピー／物語曝露療法】

●トマス・エルバート、マギー・シャウアー、フランク・ノイナーによって、戦争・紛争地域の難民支援を目的に、開発・マニュアル化された心理療法。くり返し起きたトラウマ体験によるPTSD、つまり複雑性PTSDにも効果があります。

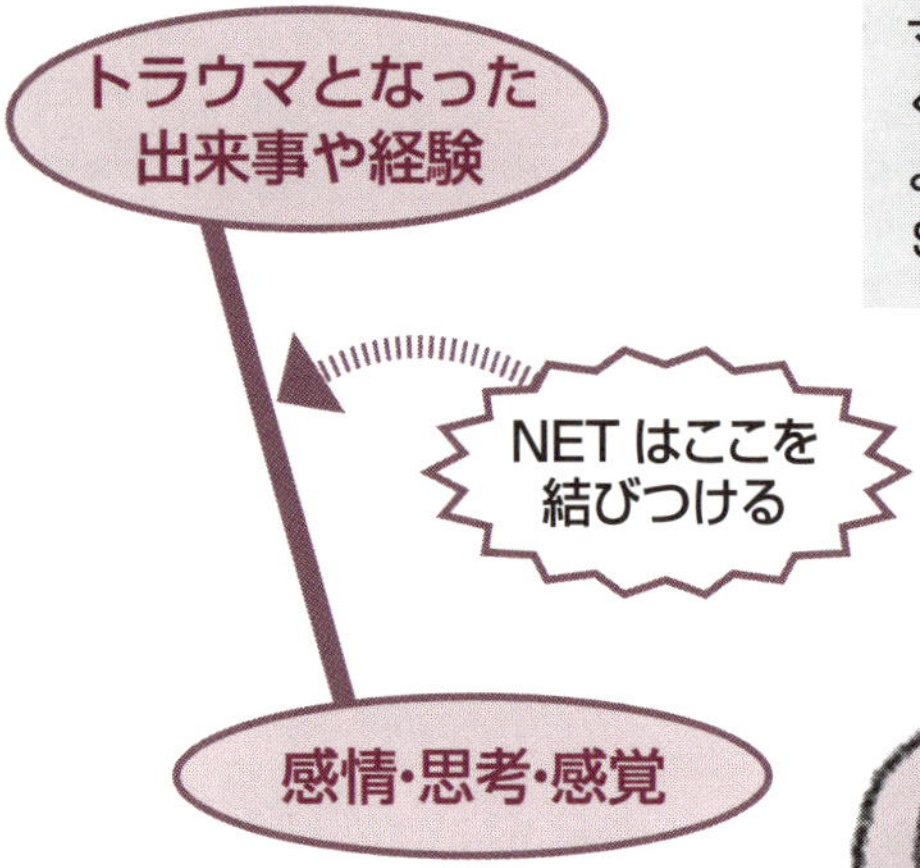

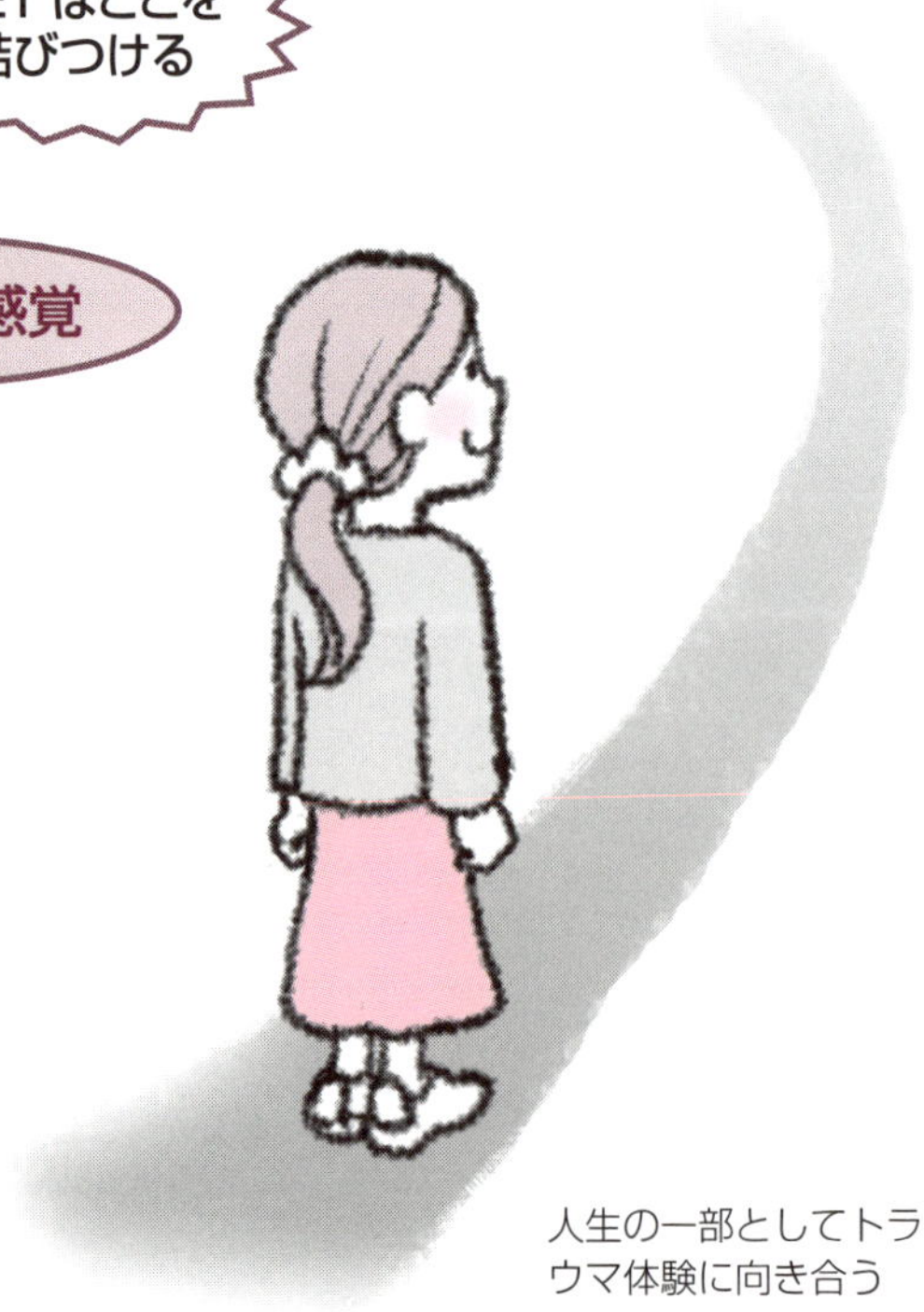

人生の一部としてトラウマ体験に向き合う

自分史の一部としてトラウマ記憶と向き合う

トラウマとなった出来事や経験を語ることには苦痛が伴います。しかし、トラウマ記憶を処理していくうえで、語ることには大きな意味があります。

▼NETの進め方

治療者とともに、1回90分ほどかけながら4～12回程度の間に、「自分史」をまとめていきます。そのなかで、トラウマ体験に向き合うことになります。治療者のサポートを受けながら取り組んでいきます。

1本のひもを誕生後の人生に見立てて床に伸ばし、つらい出来事があった時期にあたるところに石を、よい体験があったところに花を置いていく

およその出来事を示す

- 人生をふり返り、ネガティブなことばかりではなく、ポジティブな思い出も含めて、いつ頃、どんなことがあったか、だいたいのことを挙げていく

自分史をつくる

- 治療者の問いかけに応じて詳細を語る
- 語った内容は治療者の手で文章化される
- 上記の文章を次回に読み上げ、修正を加える

いつのことですか？ ◯◯より前？ 後ですか？

どんなことを考えていましたか？ どんな気持ちでしたか？

今、なにを感じていますか？ 体の感覚は？

治療者は、語る人の様子をみながら話を進めていく

自分史をつくる過程で起こること

■トラウマ記憶に向き合うなかで、徐々に恐怖感などが減っていく

■トラウマ体験が自分の人生にどのような意味をもつものであったかを考える

■楽しかったこと、うれしかったことなど、ポジティブな体験も思い出せる

■思い込みに気づいたり、体験の意味を考え直したりできる

■批判されることなく体験を語れる安心感を得られる

「自分史」としてまとめられる

- 自分の人生をだれもが読める、理解できる形でまとめあげる
- 「だれもわかってくれない」のではなく、「わかってくれる人がいる」と実感できる

NETでは、トラウマ体験だけを扱うわけではありません。人生全体をふり返り、大きな流れのなかに、その記憶を位置づけていきます。自分史の一部として向き合うなかで、それは過去の一部であること、今は過去ではなく未来へとつながっているのだと感じられるようになれば、トラウマの影響は軽くなっていきます。

代表的な心理療法

TF-CBT／子どものトラウマに対応する

TF-CBTはトラウマをかかえる子どもと、養育者のための認知行動療法です。子ども自身だけでなく、その養育者の支援もいっしょにおこなうことで、より効果的な回復をめざします。

基礎知識

TF-CBT
Trauma-Focused Cognitive Behavioural Therapy
【トラウマ・フォーカスト認知行動療法】
●コーエン、マナリノ、デブリンジャーによって開発された、子どものトラウマに特化した認知行動療法のプログラム。子どものPTSDの治療法として、最も エビデンスのある心理療法です。

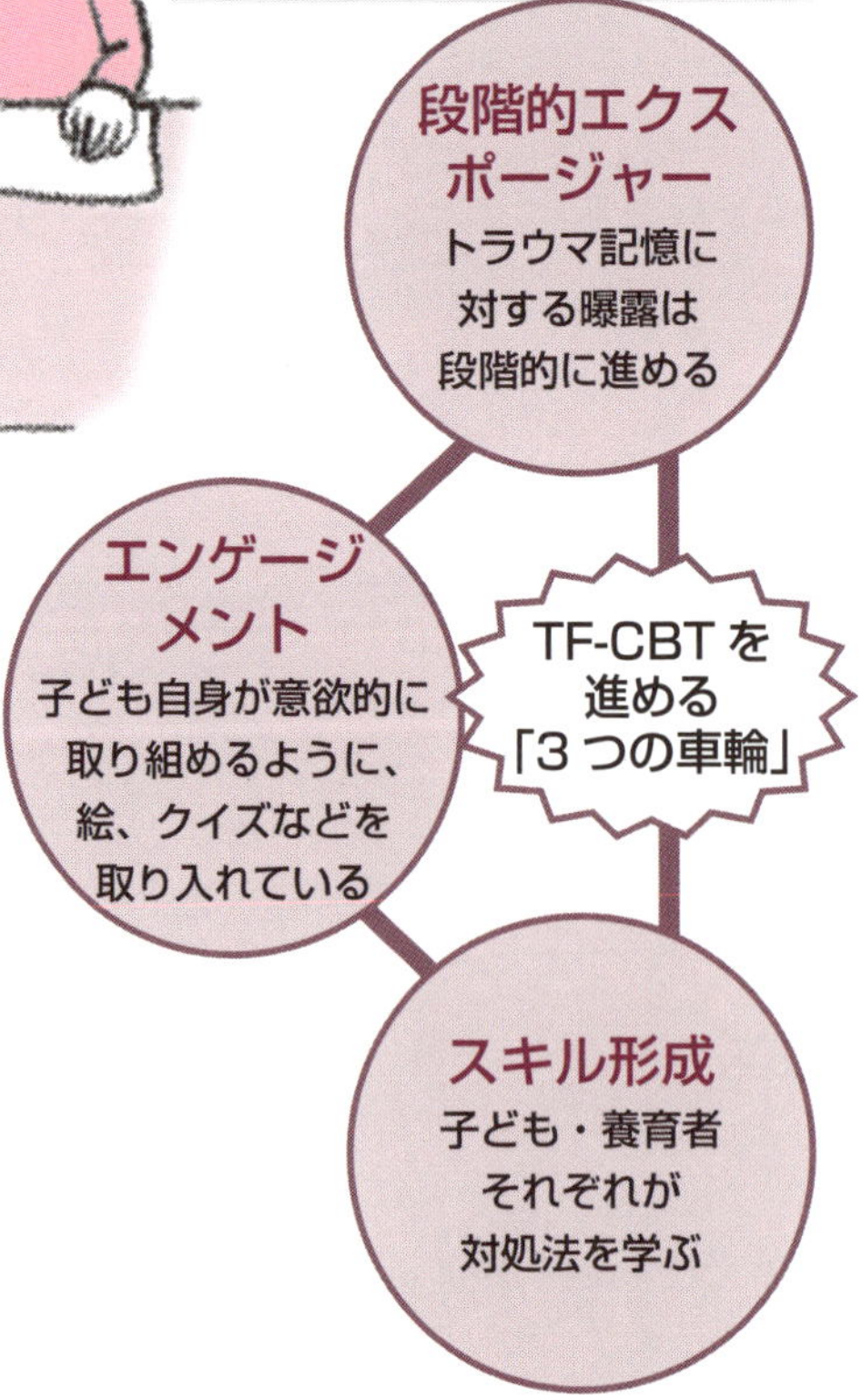

段階的エクスポージャー
トラウマ記憶に対する曝露は段階的に進める
エンゲージメント
子ども自身が意欲的に取り組めるように、絵、クイズなどを取り入れている
TF-CBTを進める「3つの車輪」
スキル形成
子ども・養育者それぞれが対処法を学ぶ

保護者も参加しておこなわれる

子どもの年齢に合わせ、楽しんで続けられるように工夫しながら、治療が進められていきます。子ども本人のセッション、養育者のみのセッション、合同でのセッションを積み重ねていきます。

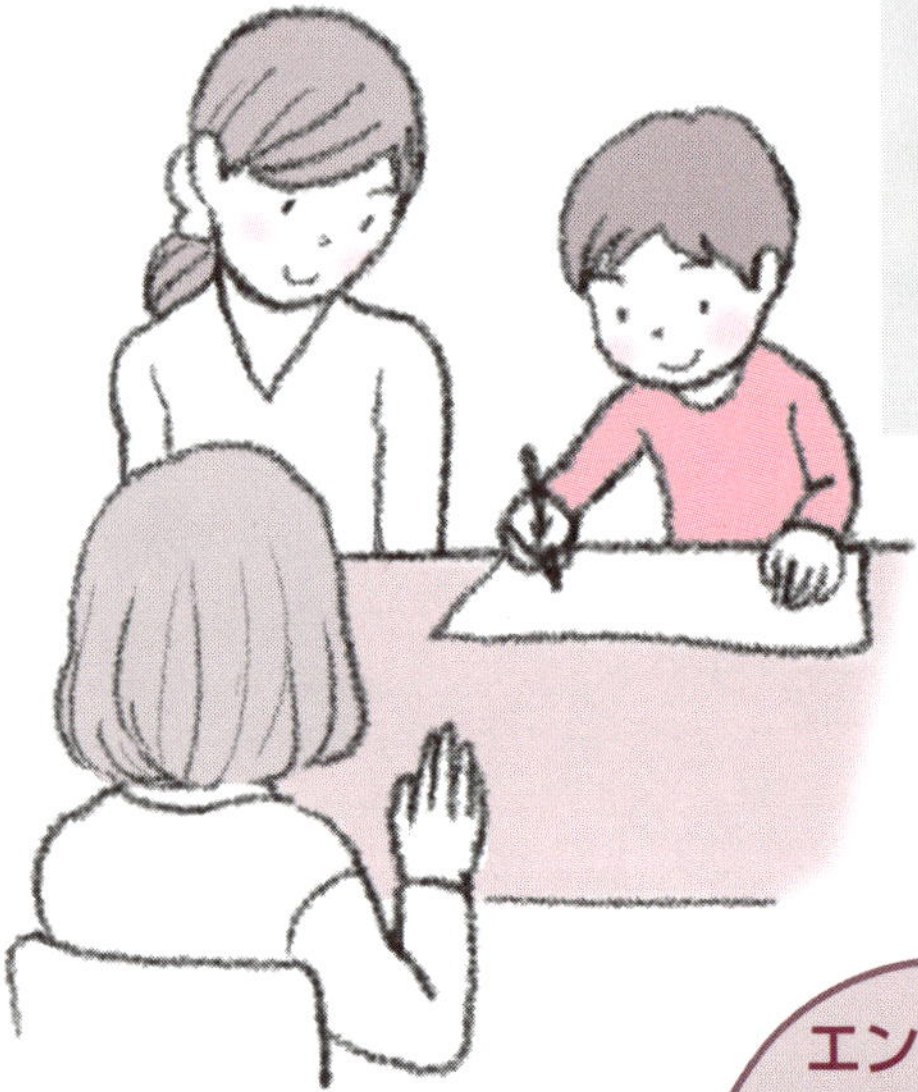

トラウマに向き合う場面も出てくる

トラウマのある子どもに対して、安心感・安全感を増すように養育者がかかわっていくことは非常に重要です。そのため、養育者の参加もプログラムに含まれています。参加するのは虐待の加害者では

なく、加害していない親や里親、施設職員など子どもを支える身近な大人です。子どもが自分のトラウマに向き合う場面も出てきますが、治療の過程で無理なく向き合えるように工夫されています。

▼TF-CBTの進め方

TF-CBTには、PRACTICE《プラクティス》と呼ばれる８つの構成要素があり、その文字の並び順に治療が進められていきます。週１回、全部で12～25回（最低８回）のペースで実施されます。

Psychoeducation and parenting skill
心理教育とペアレンティングスキル
子どもの症状とトラウマの関係を学び、養育者はどのように接していけばよいかを学ぶ

Relaxation
リラクセーション
呼吸法などのリラクセーション技法を学ぶ

Affective expression and regulation
感情表出と調整
どんなときに、どんな気持ちになるか、それはどのくらいの強さかなど、感情に気づき、表現できるようにする

Cognitive coping
認知対処《コーピング》
考え－感情－行動の関係に気づけるようにする

Trauma narrative and cognitive processing
トラウマナラティブと認知処理《プロセシング》
自分のトラウマ体験を、物語や絵本、歌などの形にする

In vivo exposure
実生活内曝露
養育者と協力し、実生活で回避していることがあれば少しずつ挑戦する

Conjoint parent child sessions
親子合同セッション
養育者と子どもがトラウマにともに向き合い、今後も語り合える素地をつくる

Enhancing safety and future development
将来の安全と発達の強化
今後の子どもの安全や、発達をさらに強化する心理教育をおこなう

PRACTICE
構成要素全体を通して段階的なエクスポージャーがおこなわれる

代表的な心理療法

対人関係療法／安全な関係をつくる

本人と周囲の人との関係に焦点を当て、そこに介入することで症状の改善をはかっていく治療法です。トラウマに対する治療効果はPE療法（→P66）と同等とされています。

扱うのは現在の対人関係

対人関係療法は、トラウマ体験そのものではなく、現在の対人関係上の問題を扱っていきます。

基礎知識

IPT
Interpersonal
Psychotherapy
【対人関係療法】
●対人関係学派の理論をもとに、クラーマン、ワイスマンによって、うつ病に対して始められた心理療法。しだいに対象が広がり、現在ではPTSDやトラウマ関連障害に対しても使用されるようになってきています。

▼IPTの進め方

大きくは３つのパートに分けられます。通常は週１回、全部で12〜16回かけて治療していきます。

初期
- ●病歴や生活歴、現在の対人関係の状態を、症状との関連をみながら確認していく
- ●「悲哀／不和／役割の変化／欠如」という４つのテーマのうち、現在、問題になっていることはどれに当てはまるか考え、戦略を立てる

中期
- ●治療を受ける人自身が、実生活内で戦略を実践し、それについて治療者と話し合う

終期
- ●IPTによってなにが変わったか、今後に不安はないかなど話し合う

「重要な他者」とのかかわり方が見えてくる

対人関係療法では、「自分にどれだけ影響を及ぼすか」で、周囲の人を大きく三つに分けてとらえます。そして、自分にいちばん影響がある「重要な他者」との間で、現在、問題になっていることを取り上げ、対処法を考えていきます。

重要な他者は、配偶者・恋人・親・親友などであることが多いのですが、トラウマの影響で、近しい関係の人がいないということも。その場合は「欠如（PTSDの場合は対人過敏と呼ぶ）」をテーマとして、治療が進められていきます。

安全な関係をつくるヒント

「この人は安心」と感じられる人がいることは、だれにとっても大切です。
だれも信用できないという思いが強いかもしれませんが、
安全・安心な関係を育てていくことはできます。
「この人なら……」と思っている人と、なんだかうまくいかなくなっているとき、
そこで切り捨ててしまうのではなく、いったん立ち止まって考えてみましょう。
関係を修復することができるかもしれません。

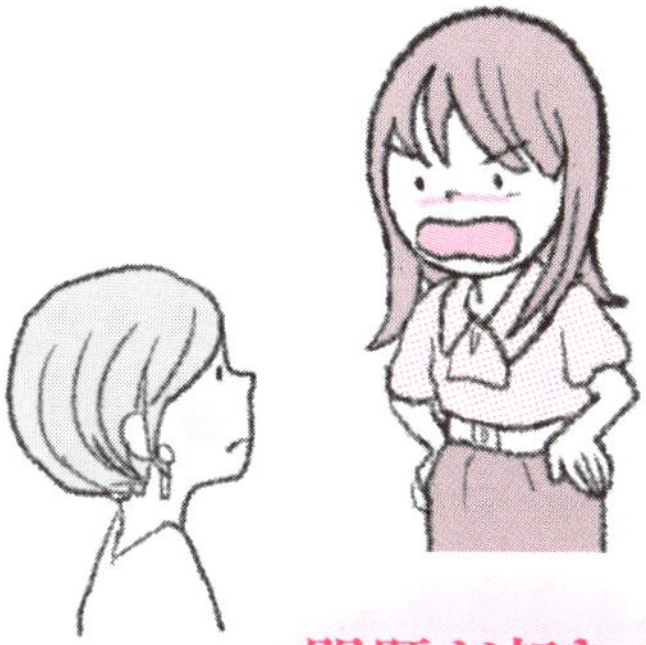

完全な人間はいない

どんな人も、いろいろな間違いはする。
前に言っていたことと違うことを言うことは
あるし、気分も変わる。いつも自分の
ために完璧な行動をしてくれる人は
いない。みんな限界がある

問題が起きても関係は壊れない

ちょっとした行き違いがあっても、
関係がダメになるわけではない。
「この間は、ごめんね」
「あのときはね……」などと、
後日、修復する
ことは可能

加害者にも被害者にもならない

面白くないことがあったとき、
すぐに「○○された」「○○してやった」と、
被害・加害の関係に置き換えない。
「○○はいやだったな」と率直に
伝えるほうがよい

ときには離れることも大切

「だれとでも仲良くしなければダメ」

というわけではない。

安全な関係を築くのは難しい相手もいる。

「これは無理」と感じたら、
離れることも必要

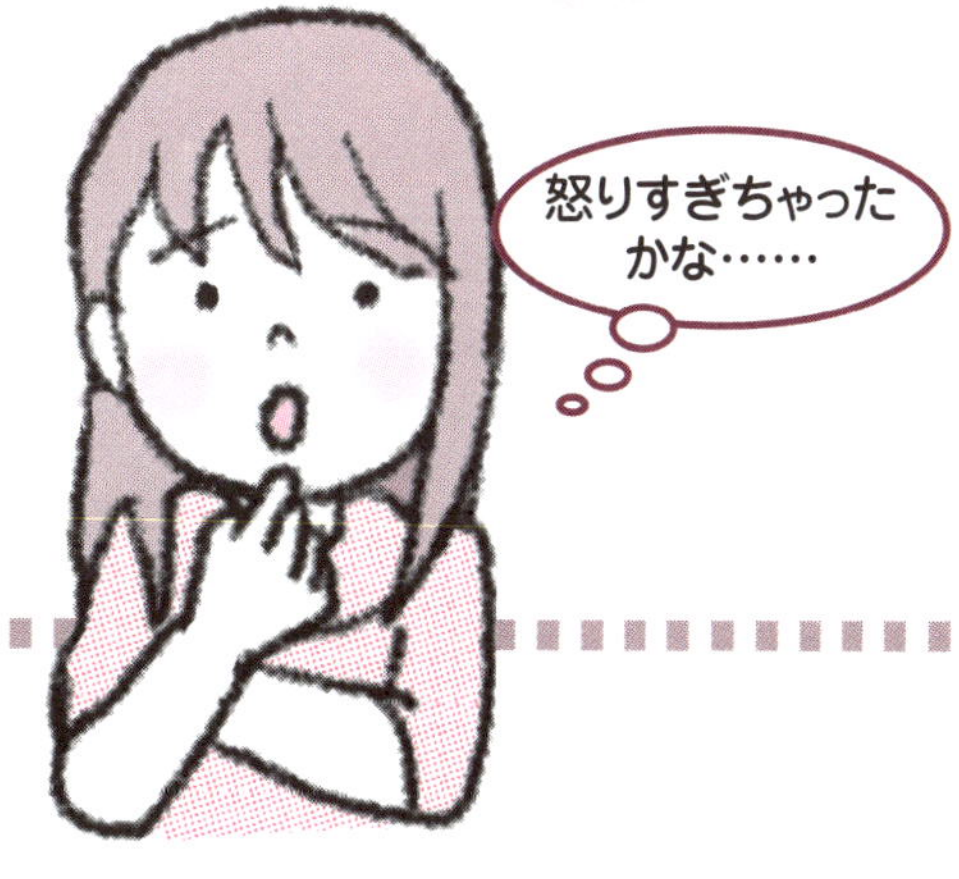

身体志向の心理療法

ソマティック・エクスペリエンシング／身体感覚に集中する

トラウマ体験がもたらす自律神経系の反応に注目し、その調整をはかることでトラウマからの回復を目指します。従来の心理療法の枠を超えた部分もある新しい「トラウマ療法」です。

自律神経系の調整をはかる

心身を車にたとえるなら、アクセル役の自律神経は交感神経、ブレーキ役は古い系統の副交感神経（背側《はいそく》迷走神経→ P16、92）です。

これらの神経系に注ぎ込まれ、たまり続けている過剰なエネルギーを解放することで、自律神経系の働きは「通常モード」に戻り、過剰な反応が起こりにくくなります。

基礎知識

SE™

Somatic Experiencing®

【ソマティック・エクスペリエンシング】

●ピーター・ラヴィーン博士によって開発された、トラウマに対する治療法です。トラウマを「身体的な（Somatic）経験（Experience）」として扱いながら、治療を進めます。

●SE™ Japan

http://sejapan.org/

危機に直面する

↓

自律神経系は「非常時モード」に

●アクセルを強く踏み込んで闘ったり、逃げたりする

●状況が変わらなければ急ブレーキをかける

⇒多くのエネルギーを要する

↓

危機が去る

●アクセルを強く踏み込む必要がなくなる

●ブレーキをかける必要がなくなる

⇒不要になった過剰なエネルギーはふるい落とされる

↓

元に戻る

●状況に合わせて、アクセル・ブレーキ操作をおこなっていく

⇒ほどほどのエネルギーで足りる

不要になったエネルギーが解放されないと、危機は去っても神経系に過剰なエネルギーがたまり続け、「危険もどき」に対しても反応が起こりやすくなる。この状態がトラウマ

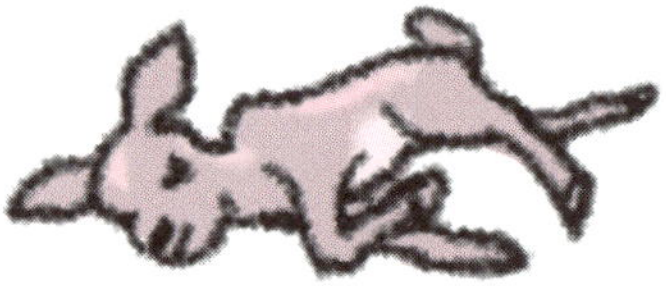

野生動物は、捕食動物から逃げきれないと凍りつきを起こし、動けなくなる

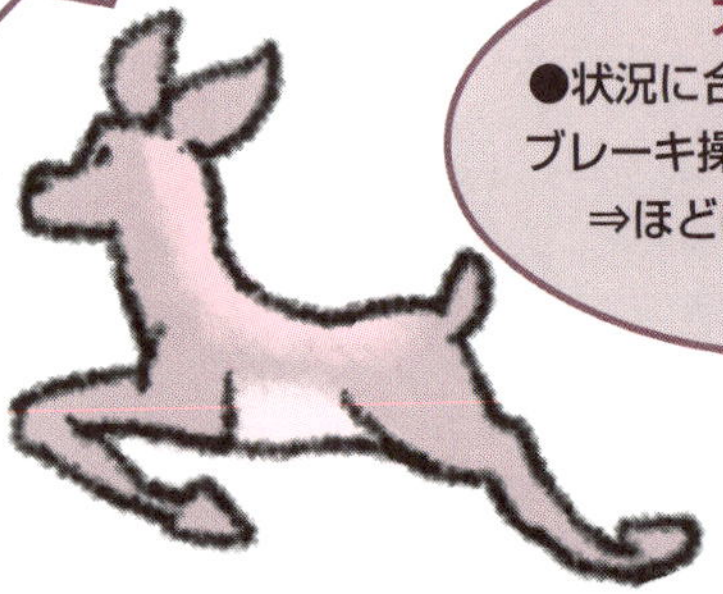

危機が去れば身ぶるいをして過剰なエネルギーをふり払い、すぐに活動できるようになる

▼SE™のキーワード

自律神経系の働きは、「情動脳」に含まれる視床下部が調整しています。情動脳の働きを整えるには、身体感覚に集中することが重要です。

【トラッキング】身体感覚を「追跡」する

今、この瞬間に体のどこにどんな感覚があるか、その感覚がどのように変化していくか観察していきます。身体感覚に集中していると、余計な考えが入り込む余地はなくなり、神経系の自然なバランスを取り戻しやすくなります。

【リソース】心地よい感覚を味方にする

神経系にたまった過剰なエネルギーに引きずられないために、心地よい身体感覚や、元気をもらえるだれか、あるいはなにかを見つけていきます。

【タイトレーション】少しずつ進める

トラウマ体験そのものをふり返る必要はありませんが、少しずつトラウマが引き起こす感覚やイメージに意識を向けていきます。それにより行き場のないトラウマのエネルギーを、安全に解放していきます。

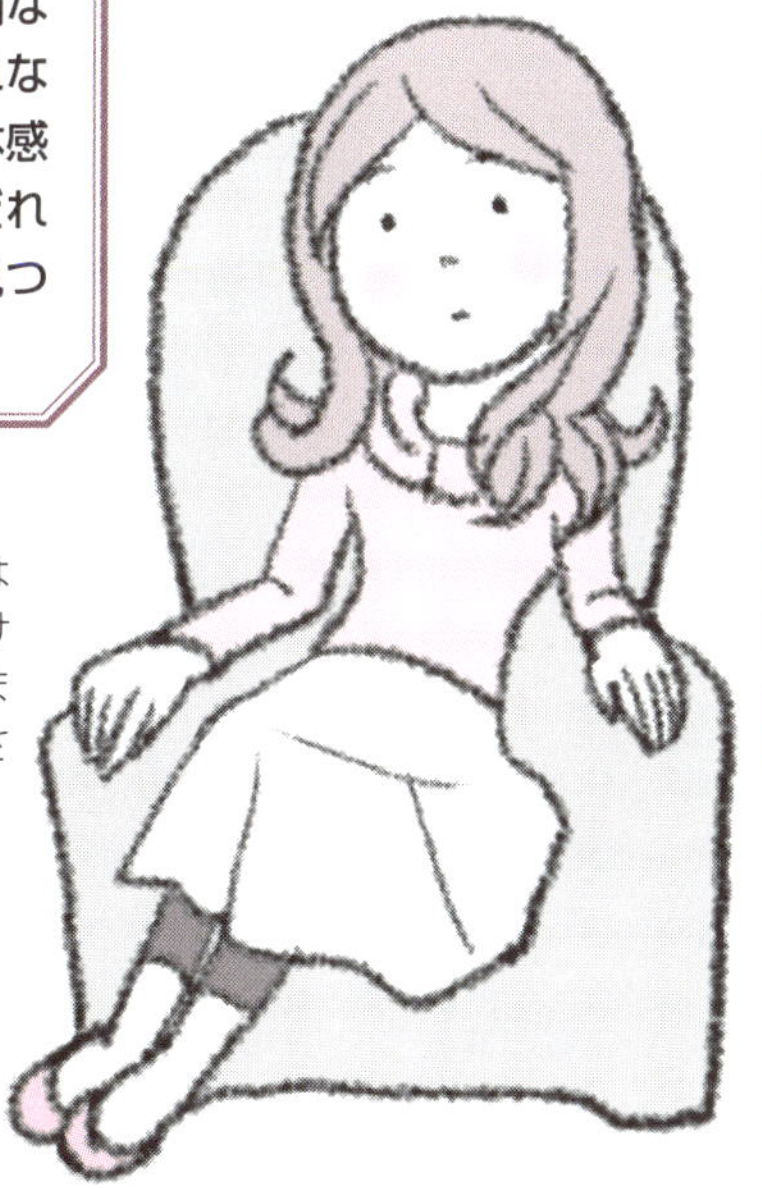

タッチ（触れる）をはじめ、身体に働きかけるSE独自のさまざまなアプローチが併用されることもある

自律神経系の調整でトラウマ反応は軽くなる

ソマティック・エクスペリエンシングは、トラウマ体験がまねいた「自律神経系の調整不全」を修正することで、回復を促す治療法です。

危機的な状況に直面すると、自律神経系は「非常時モード」に切り替わり、神経系に多くのエネルギーが注ぎ込まれます。危機が去ったあとも神経系にエネルギーがたまり続けていると、自律神経系は「非常時モード」のまま、フル回転を続けます。未完了の自己防衛反応を完了に導き、神経系にたまった過剰なエネルギーを解放すれば、自律神経系の働きは「通常モード」に戻り、過剰な反応も軽くなっていくというのが、ソマティック・エクスペリエンシングの基本的な考え方です。

新しい心理療法

さまざまな方法が試みられている

ソマティック・エクスペリエンシングと同様に、自律神経を介した脳と体のつながりを生かしながら、トラウマ治療を進める心理療法もいろいろあります。

脳と体のつながり方を変えていく

トラウマによる過剰な反応は、自分を守るために自律神経系に起こる自動的な変化がもたらすもの（ポリヴェーガル理論による→P16、92）。理性脳が司る認知機能を強化するだけでは、トラウマ体験時に生じた脳と体のつながり方を変えられないこともあります。

新しい心理療法の多くは、「今は過剰に防衛する必要はない」と、脳を含めた体全体が感じられるように治療を進めていきます。体が脳に送る信号は、動き、姿勢、呼吸などで変化します。その変化をきちんととらえることで脳が体に送り出す信号も変わり、過剰な反応は抑えられていくのです。

ブレインスポッティング
BSP：Brainspotting

■「どこを見るか」で感じ方が変わる

ブレインスポッティングは、アメリカのグランド博士がEMDRやSE™をベースに、新たに開発したトラウマに対する心理療法です。

考えごとをするときには、ふと目が動きます。いやなことを考えながら目を動かすと、まばたきが増えるなど、生理的な反射がみられるポイントがあります。こうした反射は、脳幹など、脳のより深い部分と関連すると考えられます。

目の向きを調整しながら身体感覚に集中することで、脳の深い部分にも変化が起こり、トラウマによる過剰な反応の軽減につながると期待されています。

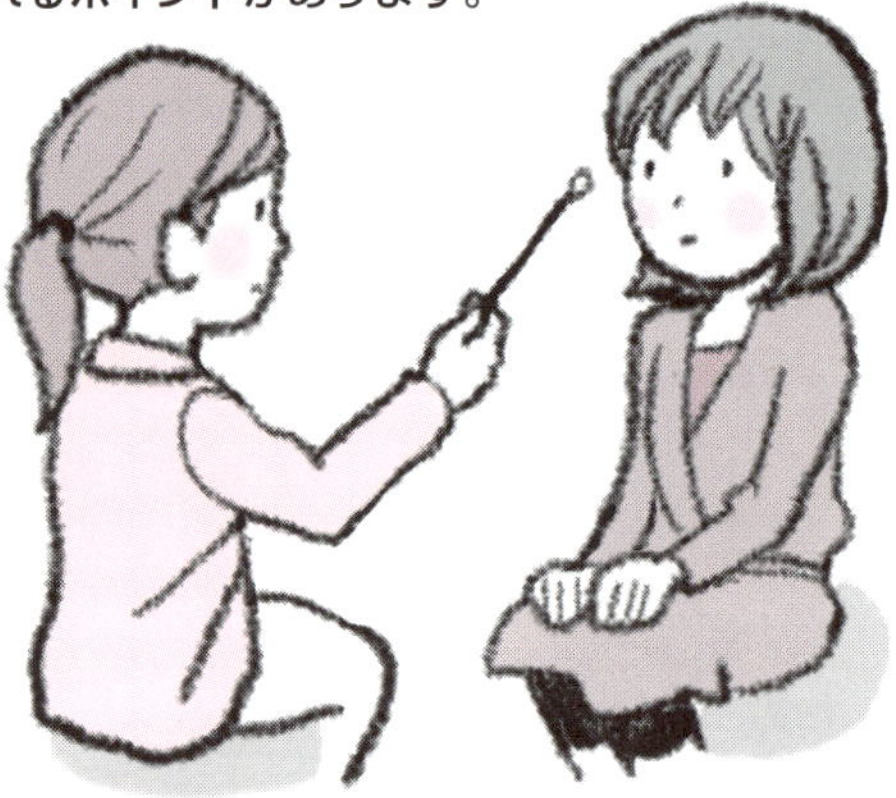

生理的な反射がみられるポイントを見つめながら、今、感じている身体感覚などを追っていく

ホログラフィートーク
Holographytalk

■自分の内なる声に耳を傾け、解決策を探る

治療を受ける人は、軽い催眠状態になったうえで、治療者の働きかけに答える形で治療が進められていきます、

治療を受ける人自身が自分の内なる声に耳を傾け、感情や身体症状の意味を読み取ったり、かかえている問題の起源、その解決法などを見出したりする過程を、治療者がサポートしていきます。

複雑性 PTSD のような、子ども時代の逆境体験などが関係する場合などにも用いることができます。

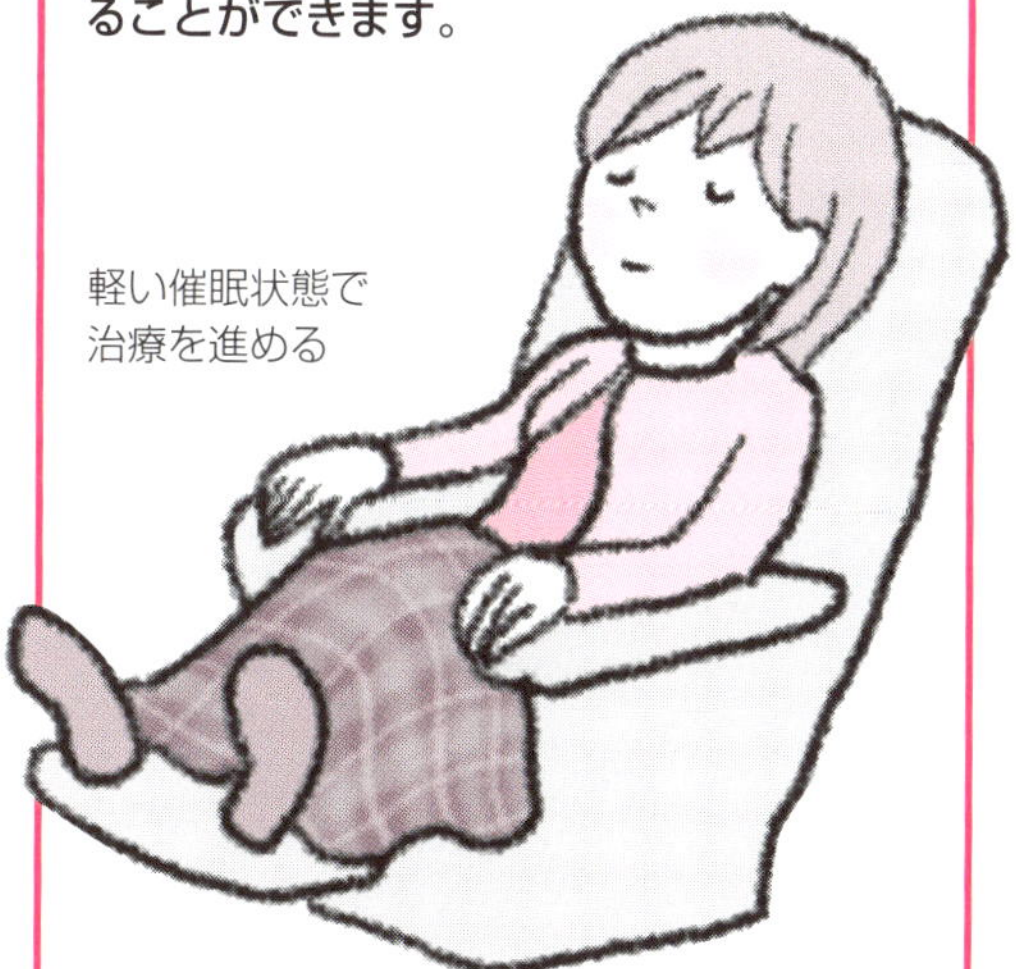

軽い催眠状態で
治療を進める

ボディ・コネクト・セラピー
BCT：Body Connect Therapy

■統合的な身体志向の心理療法

ボディ・コネクト・セラピーは、さまざまな身体的アプローチ法を統合した新しい心理療法で、藤本昌樹博士によって開発されました。

身体感覚に注意を向け、脳（神経系）と身体をつなぎ、トラウマのエネルギー（→ P80）を、タッピング、眼球運動、タッチなどを用いて身体から解放し、自己調整力を回復させます。

●https://bodyconnecttherapy.tokyo/

TFT®：Thought Field Therapy

■タッピングで心のとげ抜きをはかる

TFT（思考場療法）は、トラウマに意識を向けながら自分で体の特定のポイント（いわゆるツボ）を順にトントン叩き、「心のとげ抜き」をはかる方法です（→ P89）。エビデンスも認められています。

●http://www.jatft.org/

ブレインジム：Brain Gym®

■軽運動で脳の活性化を促す

26種類の軽運動を用いて脳の活性化を促し、思考・感情・感覚を整え、新しい行動パターンを構築する教育メソッドです。講習を受ければ、毎日のセルフケアとして役立てることもできます。

●http://braingym.jp/

COLUMN

語りにくくても大切なこと④
性的なことを避け続けている人へ

性的な関係をもてなくなることも

性暴力の被害を受けたあとは、だれかと性的な関係を結ぶことは考えられなくなることがあります。加害者や体験そのものを思い出す引き金になりそうな人やものを避けるといった形で、回避の症状が現れることは少なくありません。

恋人やパートナーと、それまで可能であった性的な関係をもてなくなることもあります。性的な接触がフラッシュバックの引き金になることもありますし、身体的な苦痛が強く、相手を受け入れられないということもあります。

「もう、いい」とあきらめる前に

性的な関係は、だれかに強いたり、強いられたりするものでないかぎり、なにが正解というものではありません。「だれともそういうことはしたくない。一生、しなくていい」というのも、ひとつの生き方であり、恥ずべきことはなにもありません。

ただ、性的なことを避け続けることで、人との関係性を築きにくくなる場合もあるでしょう。それは、過去の体験によって「今」の豊かさが損なわれているということでもあります。「もう、いい」とあきらめる前に、トラウマに向き合うことを考えてみてもよいでしょう。

性犯罪・性暴力被害者への公的支援

各都道府県に設けられている「ワンストップ支援センター*」では、医師による心身の治療、相談・カウンセリングなどの心理的支援、捜査関連の支援、法的支援など、関係機関・団体につなぐことを含めて総合的な支援が受けられます。被害直後の対応がメインですが、過去の性被害に関する相談先の紹介なども受けられます。

また、自治体によっては、医療機関やカウンセリング機関で心理療法を受ける際にかかる費用の補助を受けられる場合もあります。

＊名称は自治体によって異なる

第5章

回復しやすい体をつくる毎日のケア

自分の中にある「治る力」を引き出すことが、
トラウマからの回復の鍵になります。
そのためには、体の状態を整えることが必要です。
「体」は「心」の重要な一部です。
体のケアは心のケアにもつながっているのです。

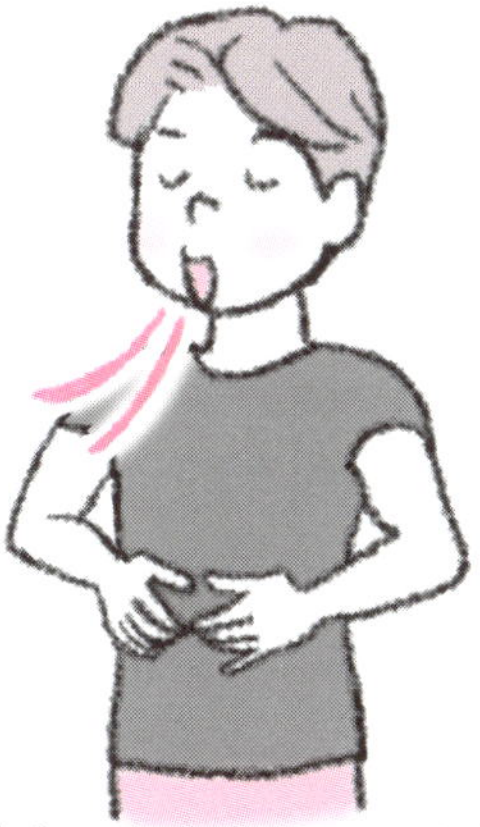

毎日の心がけ

体がもつ「治る力」を引き出していく

体は心の一部です。体の状態を安定させることが、心の状態の改善にもつながります。体がよい状態であればこそ、治る力も強まります。まずは毎日の生活を整えていきましょう。

生活リズムを整えるのが基本

日中は活動的に過ごし、夜間はゆっくり休むというリズムを守って生活することが、体にとってはいちばん自然な状態です。

「当たり前のこと」をしっかり続けていけるように、ふだんから心がけていきましょう。

起きる時間はできるだけ一定に

なかなか眠れなかったときも、朝は一定の時間に起きるようにしましょう。生活のリズムが整いやすくなります。

「眠り」は心身の状態のバロメーター

トラウマの影響が強まっているときには、睡眠障害が起こりやすくなります。寝つけないときには、リラクセーション技法なども試してみましょう（→ P94）。

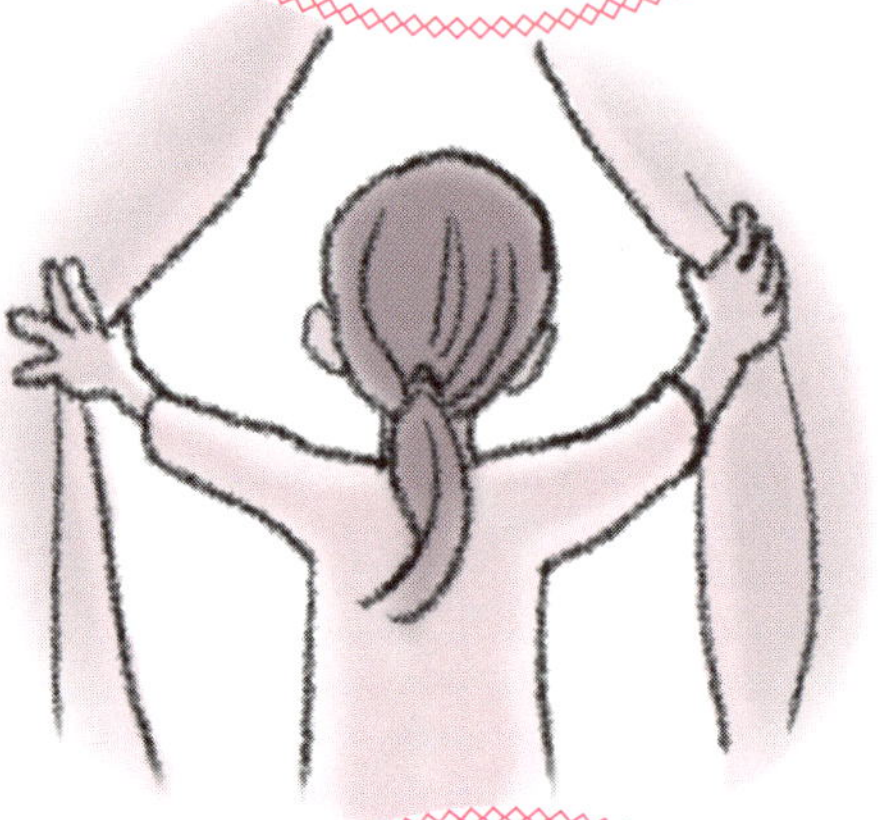

日光を浴びる

朝、日光を浴びることで体内時計はリセットされます。起きたらすぐに明るくして、新しい1日のスタートを切りましょう。

昼

しっかり食べる

栄養が足りないと心身の状態はよい状態を保つことができません。エネルギーのあるもの、栄養のあるものをとるようにしましょう。

規則正しい生活習慣を心がける

どのようなトラウマ体験があっても、自分の身のまわりのことを自分でできている人の予後は決して悪くありません。まずは規則正しい生活を心がけていきましょう。きちんと食べていますか？ 眠れていますか？ 生活を振り返り、問題があれば、できることから修正していきましょう。

生活基盤を整えることも大切

生活面での問題をかかえていると、いったんはトラウマの症状がやわらぎ、回復したようにみえても再発しやすくなります。困っていることがあれば、ひとりでかかえ込まず、助けを求めることも大切です。

経済的なこと、子育てのことなどに関する問題は、生活支援センター、子育て世代包括支援センターなど、公的な機関に相談してみるのも一法です。

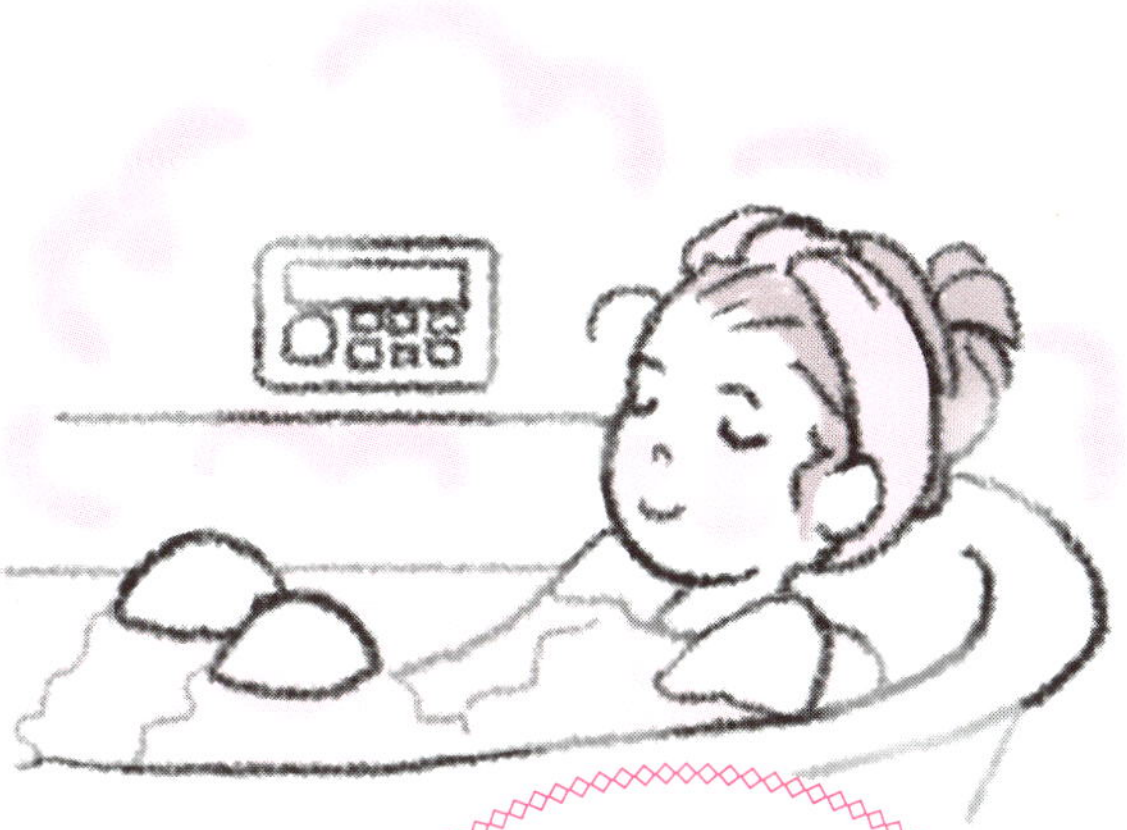

ゆっくりお風呂に入る

心身ともにたかぶった状態を落ち着かせ、リラックスモードに切り替えていきましょう。

夜

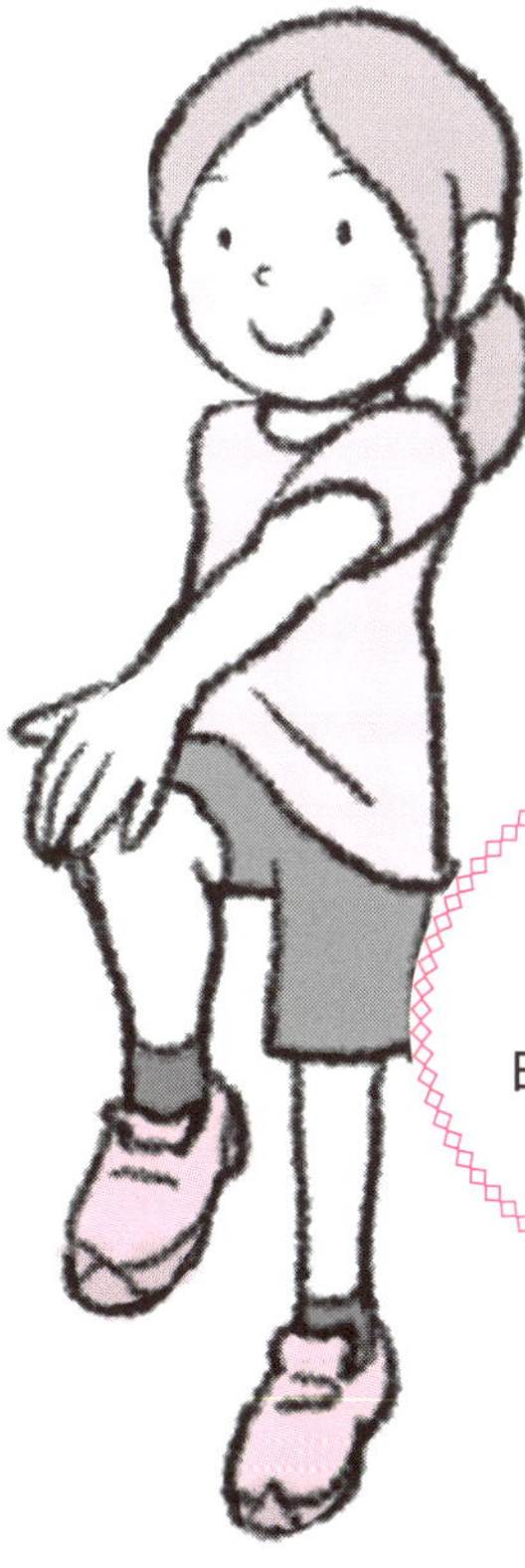

体を動かす

日中は適度に体を動かし、活動的に過ごしましょう。日中にしっかり動くことで、夜間の眠りは改善しやすくなります。

「見えない体」を整える

「流れ」を正して「治りやすい体」をつくる

体は、「見えるもの」だけでできているわけではありません。生命活動を支えるエネルギーは目には見えませんが、その流れを整えることは「治る力」を高めるために重要です。

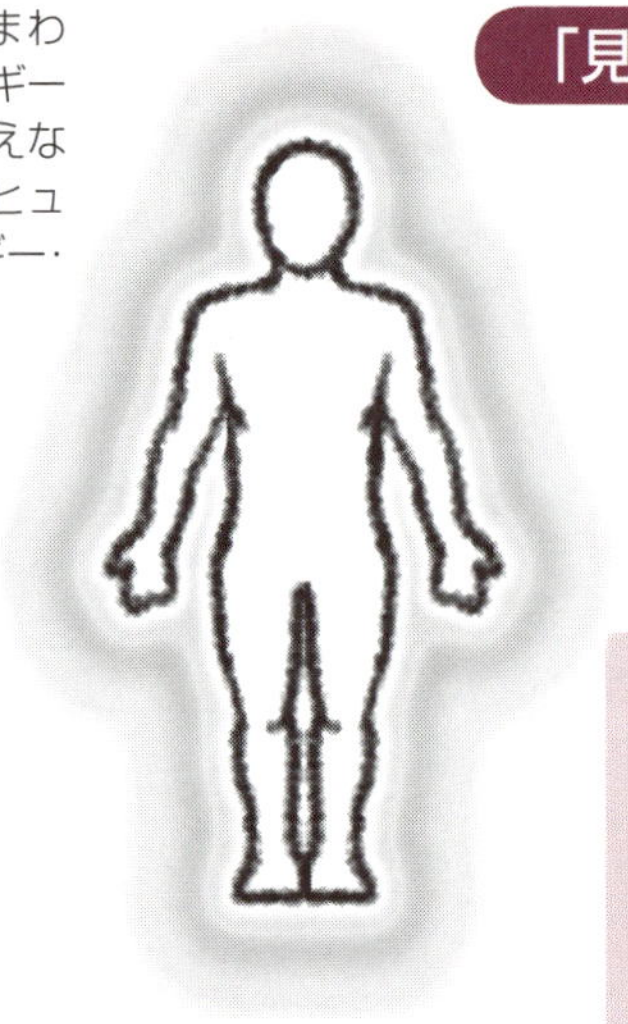

「見える体」のまわりには、エネルギーの層である「見えない体」がある。ヒューマン・エネルギー・フィールドともいわれる

「見えない体」も心の一部

生命活動の源となるエネルギーは目には見えません。けれど、それも体の一部です。「見える体」とともに「見えない体」も、「心」の働きにかかわる重要な要素です。

「見える体」をつつむエネルギー

心電図や脳波がとれることからも明らかなように、体内には微弱な電流が流れています。電流は電磁場を生み出します。電流も電磁場もそれ自体は目に見えませんが、確かにそこに存在し、エネルギーをたたえています。

人間の「見える体」のまわりには、一定の構造と形態をもつ電磁場が存在し、「見えない体」をつくっています。

経絡《けいらく》・経穴《けいけつ》（ツボ）は「気」の通り道

東洋医学では体内を流れるエネルギーを「気」と呼びます。体には気の通り道（経絡）があり、その上に点在するのが経穴、いわゆるツボです。

ツボは、エネルギーの流れを調節する重要なポイントとされています。

トラウマが乱しやすいエネルギーの流れ

心が、エネルギーや情報の流れを調節するものであることは、第2章でお話ししたとおりです（↓P32）。トラウマはエネルギーの流れを乱します。流れが滞ったり、流れの向きが変わってしまったりすることもあります。こうなると、回復のための取り組みを始めても、なかなか功を奏しません。がんばろうとすると途端に力が出なくなる、眠ろうとすると目が冴えてしまうなどといった、ありとあらゆる努力が裏目に出やすくなります。

そこで必要なのが、「流れを整える」という視点です。流れが整うことで、回復のための取り組みも効果を発揮するようになるのです。

タッピングで流れを整える

タッピングは、エネルギーの流れを整える手軽な方法のひとつ。ここで紹介するのは、TFT®（→ P83）で用いられるトラウマや不安に対処するための手順です。

以下に示すポイントを２本指でリズミカルにトントン叩いてみましょう。左右どちらでも、片方だけでかまいません。動画をみながらおこなうのもおすすめです（http://www.jatft.org/stress-caring.html）。

❶ 今、自分がかかえている問題（不安なことなど）を思い浮かべる

❷ PRを15回タッピング

これだけでも効果的

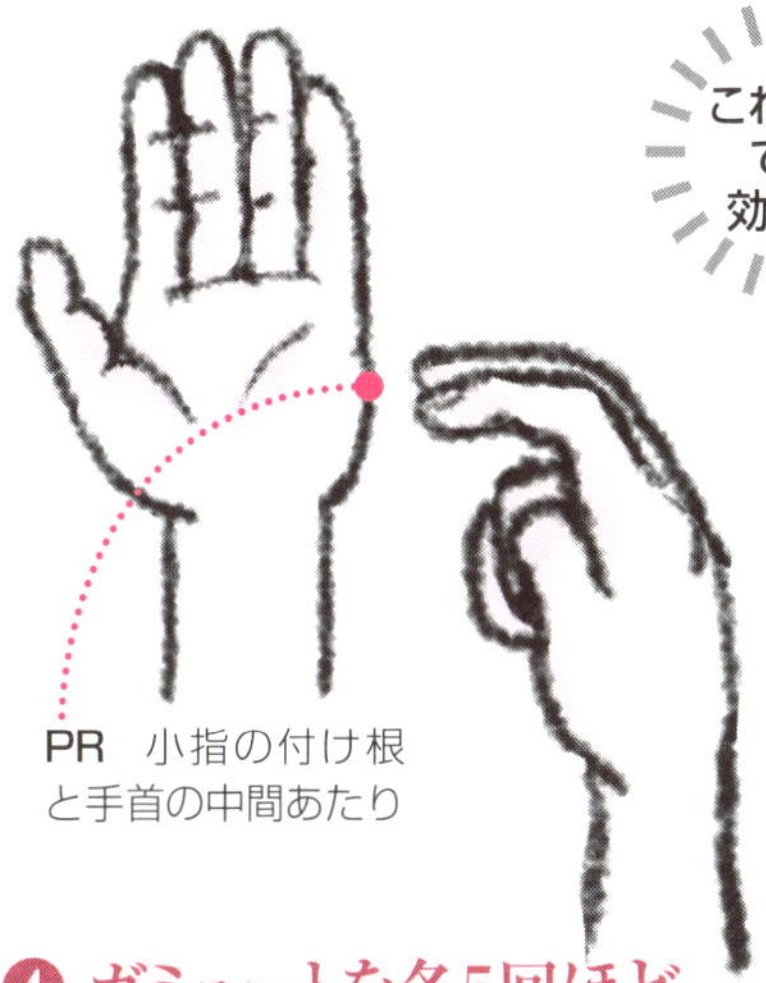

PR　小指の付け根と手首の中間あたり

❸ 眉頭➡目の下➡わきの下➡鎖骨下の順に5回ずつタッピング

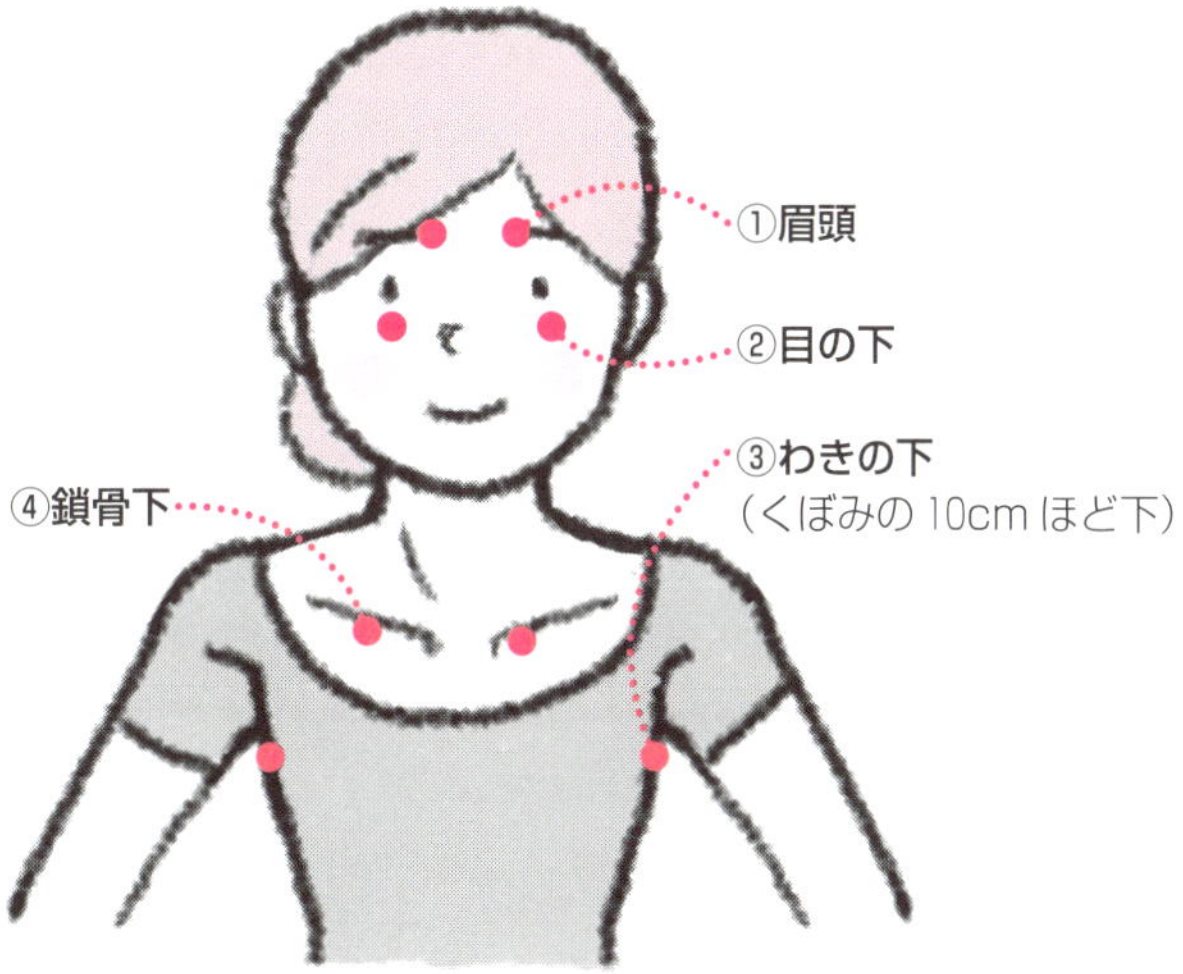

①眉頭
②目の下
③わきの下
（くぼみの 10cm ほど下）
④鎖骨下

❹ ガミュートを各5回ほどタッピングしながら、以下の9つの動作をおこなう

①目を開ける➡②目を閉じる➡③目を開けて、顔はまっすぐのまま視線を右下に➡④視線を左下に➡⑤目をぐるりと１回転➡⑥目を反対回りに１回転➡⑦好きなメロディをハミング➡⑧１から５までゆっくり数える➡⑨もう一度、好きなメロディをハミング

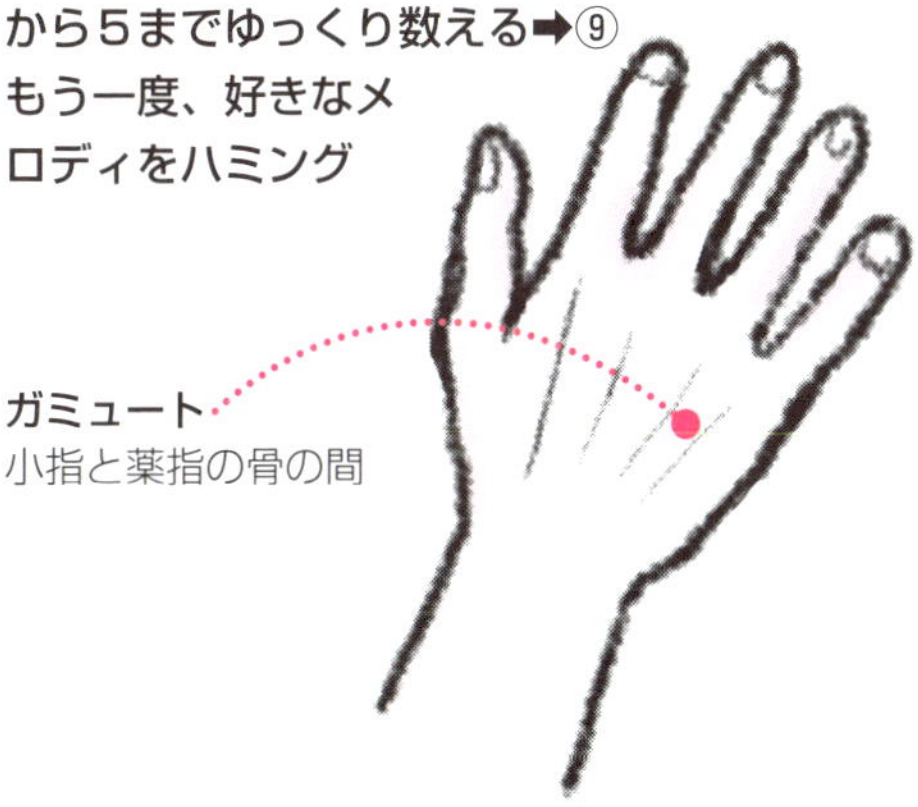

ガミュート
小指と薬指の骨の間

❺ ❸をもう一度くり返す

❻ 顔は前に向けたまま、ガミュートをタッピングしながら視線だけを床から天井へ10秒くらいかけて動かす

「見えない体」を整える

数分でできる「六つの体操」を続けてみよう

なにをやっても調子が上がらないというときには、エネルギーの流れが滞ったり、流れの向きが変わっている可能性があります。「六つの体操」で正常な流れに戻しましょう。

毎日続けて逆転を正す

ここに示す６つの体操を、朝晩１回ずつ続けてみましょう。アメリカのジョン・シー博士がまとめた「タッチフォーヘルス」の技法に基づく方法です。

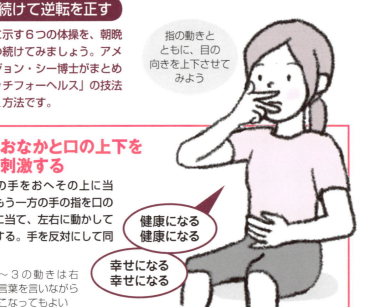

1 おなかと口の上下を刺激する

一方の手をおへその上に当て、もう一方の手の指を口の上下に当て、左右に動かして刺激する。手を反対にして同様に

１～３の動きは右の言葉を言いながらおこなってもよい

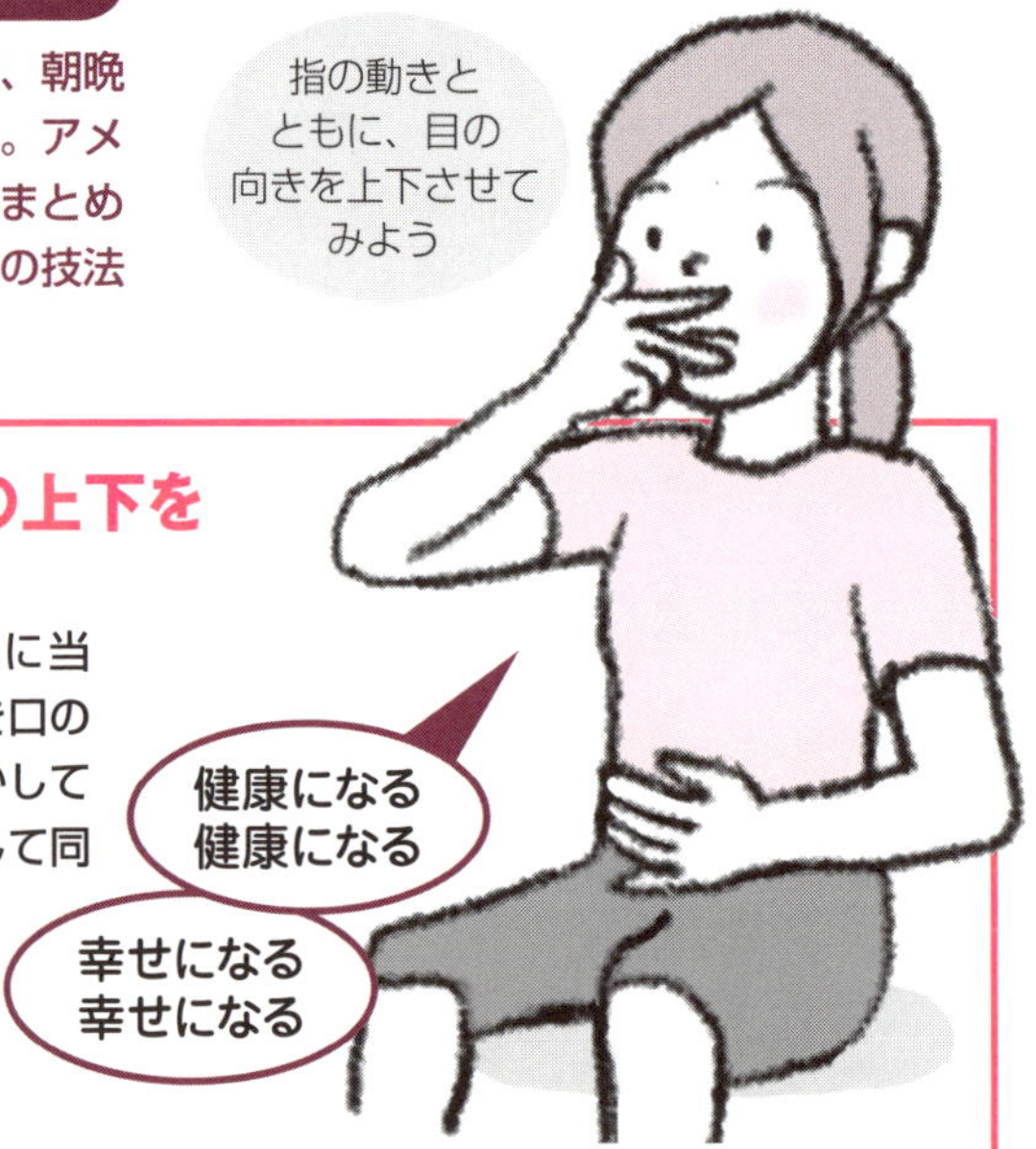
指の動きと
ともに、目の
向きを上下させて
みよう
健康になる
健康になる
幸せになる
幸せになる

2 おなかと鎖骨の下を刺激する

一方の手をおへその上に当て、もう一方の手の指を鎖骨の下に当てて左右に動かす。手を反対にして同様に

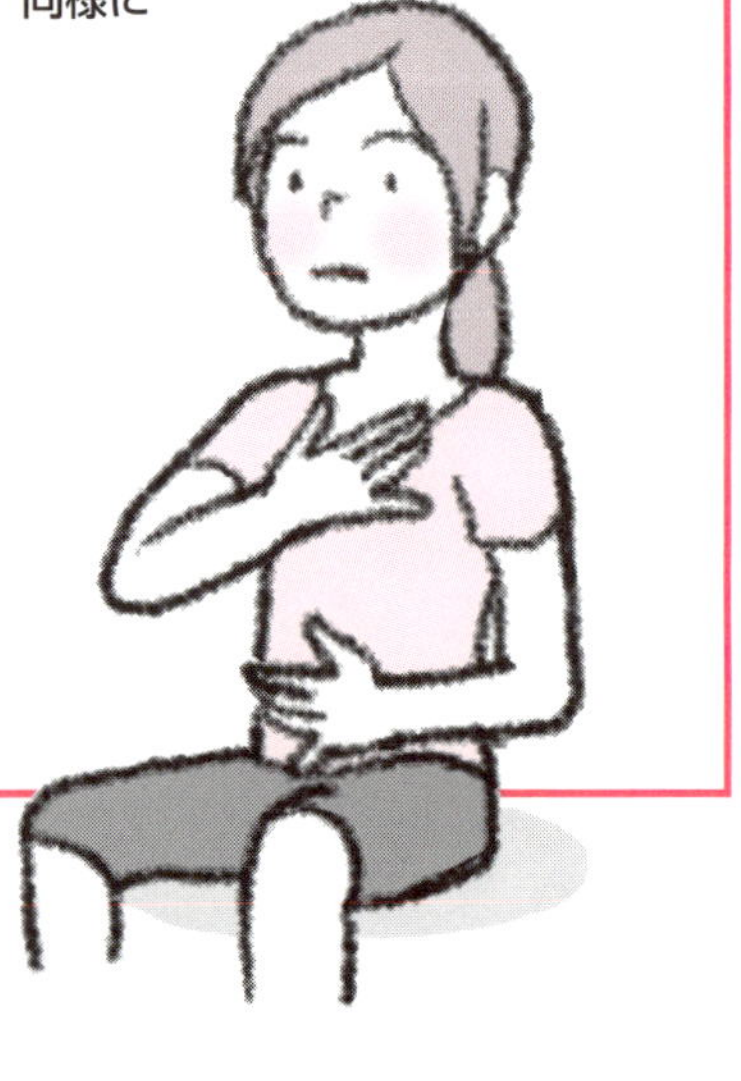

3 おなかと尾骨を刺激する

一方の手をおへその上に当て、もう一方の手のひらを尾骨に当ててさする。手を反対にして同様に

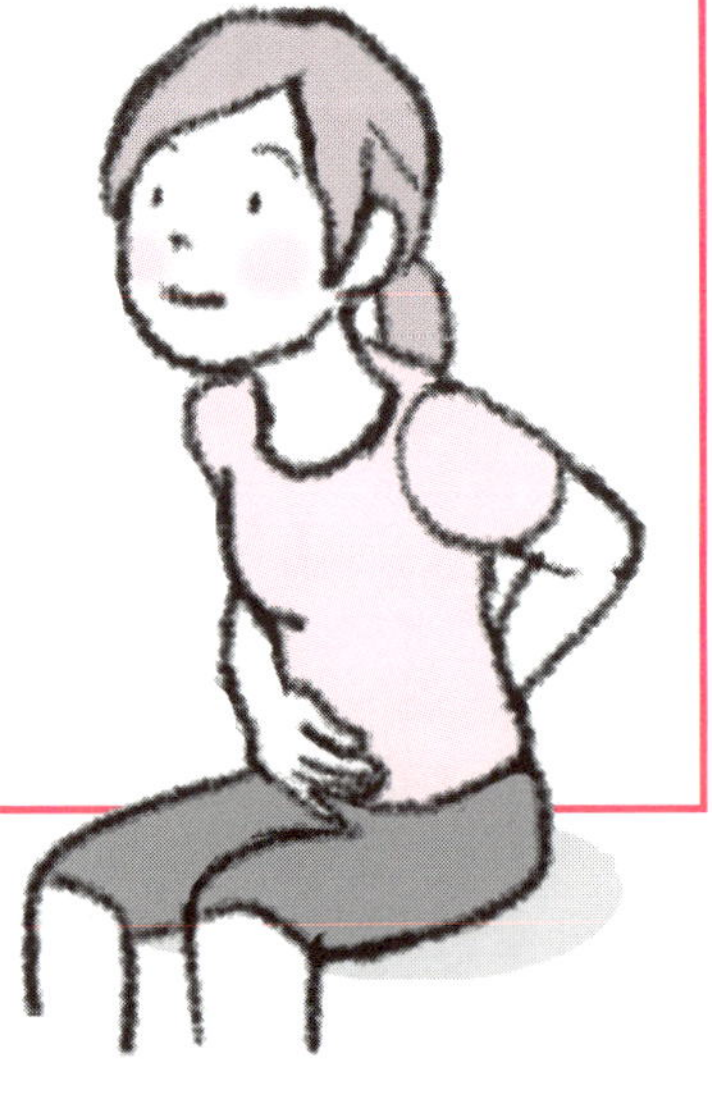

5 クロスクロール

ひざを上げ、脚と反対側の手のひらでやさしくタッチ。これをくり返す

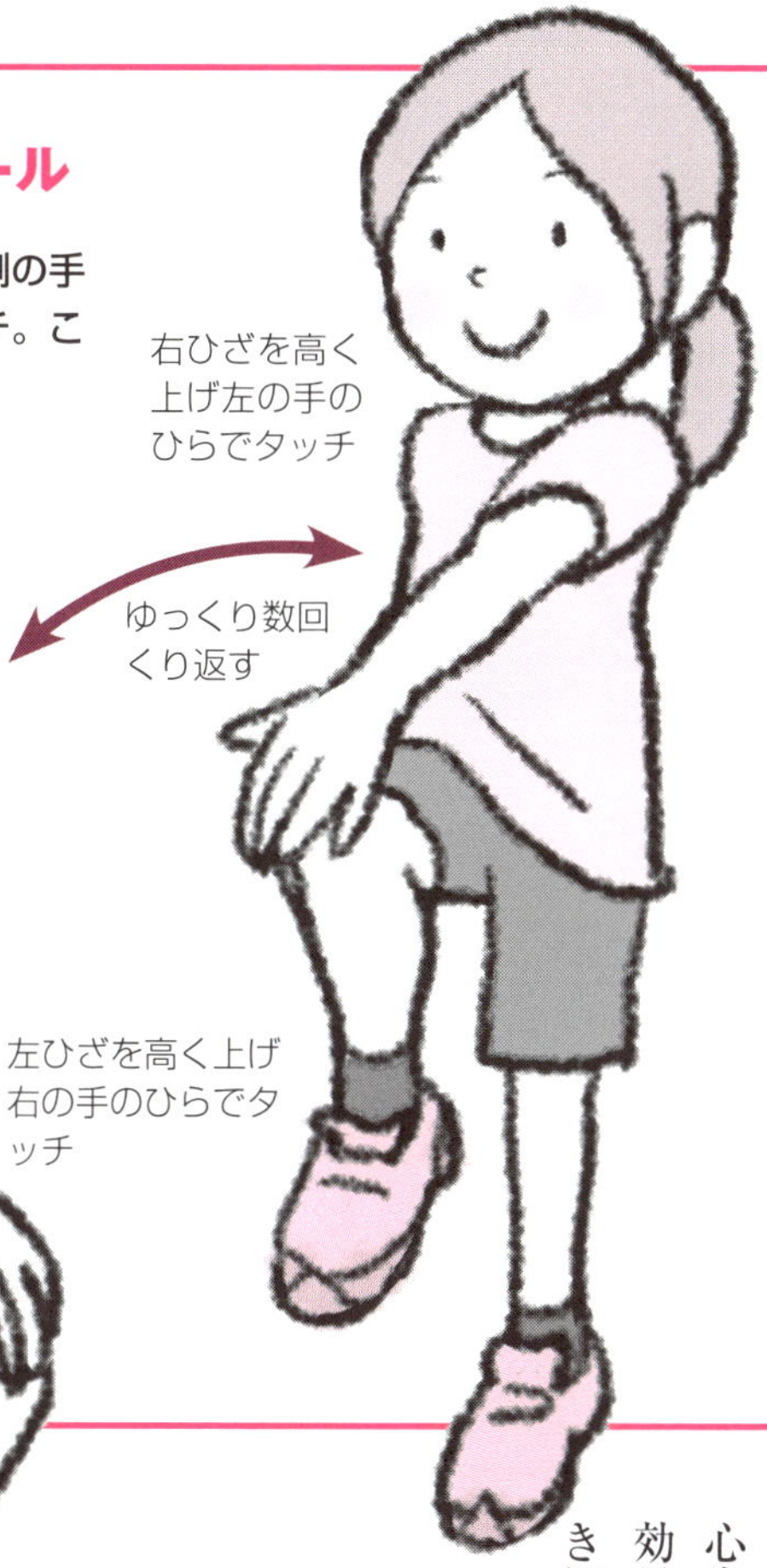
右ひざを高く上げ左の手のひらでタッチ
ゆっくり数回くり返す
左ひざを高く上げ右の手のひらでタッチ

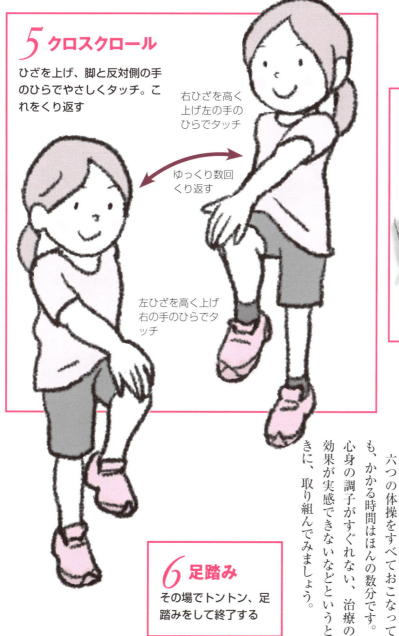

4 耳を広げる

耳の内側を外側に向け、裏返すような感じで広げる

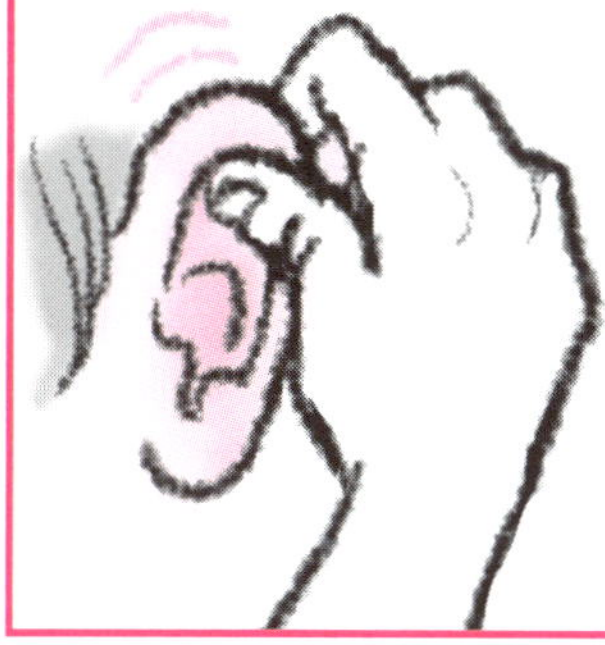

6 足踏み

その場でトントン、足踏みをして終了する

できるだけ続けていこう

エネルギーの流れを整えるには、体からのアプローチが有効です。89ページに示したタッピングのほか、ここで紹介する六つの体操を続けるのもよい方法です。

六つの体操をすべておこなっても、かかる時間はほんの数分です。心身の調子がすぐれない、治療の効果が実感できないなどというときに、取り組んでみましょう。

自律神経の調整

呼吸のしかたで整う自律神経の働き

トラウマがあると起こりやすくなる過剰な反応には、情動脳が司る自律神経系の働きが関係しています。
自律神経系のバランスを整えるために、呼吸法などを活用しましょう。

自律神経系の働きと呼吸の関係

トラウマは、交感神経と副交感神経のバランスを乱しやすくします。どの神経の働きが強まるかで呼吸にも変化が生じます。

おなか側の副交感神経（腹側《ふくそく》迷走神経）

表情や発声、首の回転などを支配する脳神経につながる神経です。友好的なモードをつくり、人とのつながりを促すことでリラックスした状態をもたらします。ヒトを含む哺乳類に発達した新しい神経系です。

呼吸は穏やか

非常時には交感神経優位のモードになる

交感神経

体を活動に適した状態にする神経です。腹側迷走神経の働きが弱まり、交感神経系の働きが相対的に強まると、闘争(Fight)／逃走(Flight)モードになっていきます。

呼吸数が増え、息が浅くなる

平常時にはバランスよく働いている

副交感神経

副交感神経は、リラックスした状態をもたらすさまざまな神経で、その主体は迷走神経です。ポリヴェーガル理論（→ P16）によれば、副交感神経として働く迷走神経には２系統あり、役割は少々異なります。

非常時には背側迷走神経が過剰に反応することもある

背中側の副交感神経（背側《はいそく》迷走神経）

爬虫類にもみられる古い神経系で、消化、睡眠、排泄、生殖機能、体の回復などにかかわります。背側迷走神経が過剰な反応を示すと、凍りつき(Freeze)の状態を引き起こします。

自動的に息をひそめた状態に。息をしているかどうかわからないくらいの浅い呼吸になり、息苦しくなる

呼吸法で自律神経のバランスを整える

自律神経系の働きは、呼吸に深くかかわっています。意識的に呼吸のしかたを変えることで、自律神経系のバランスを調節していくことが可能です。

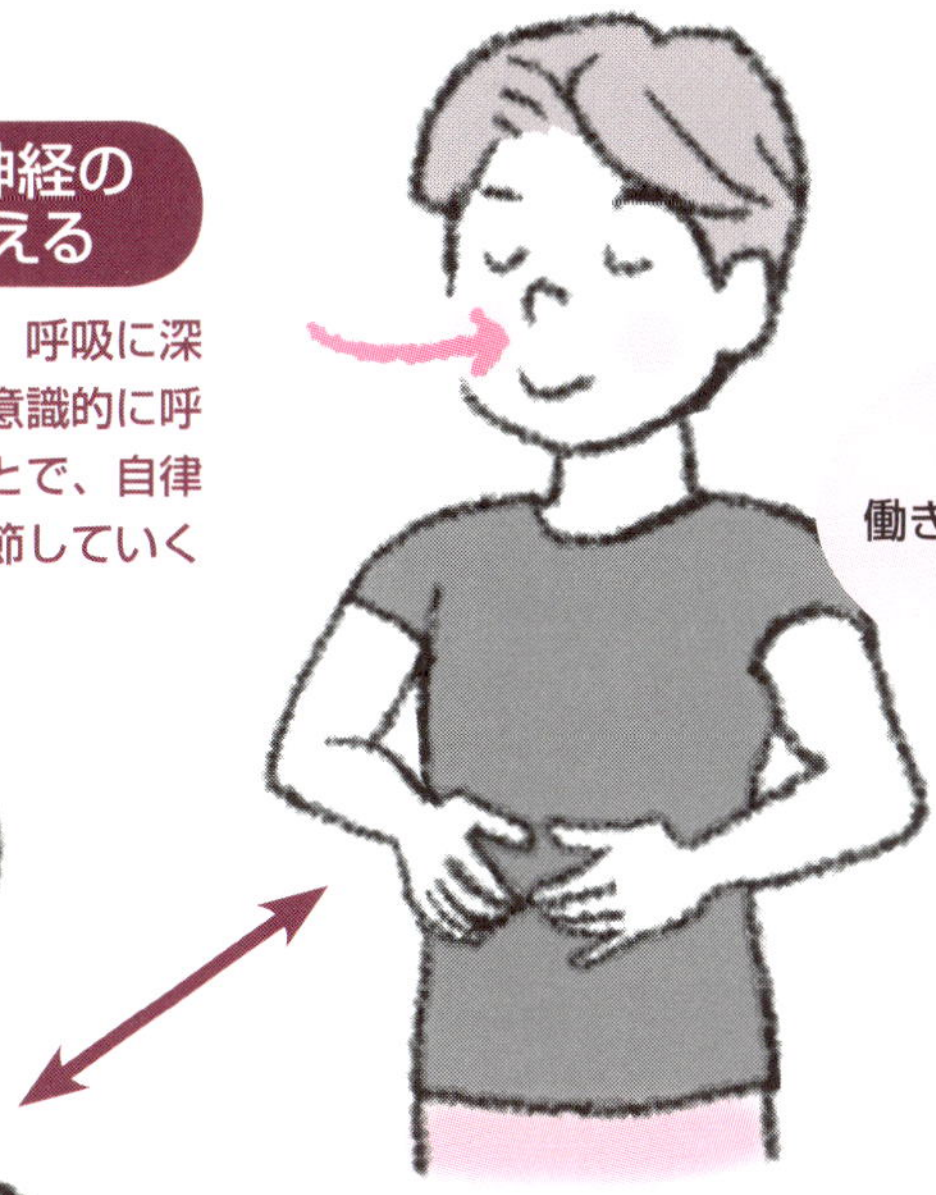

４秒間ほどかけて鼻から息を吸い、７秒間、息を止める*

深く息を吸い込む

息を吸うと交感神経が刺激され、働きが強まる。深く息を吸って呼吸数を減らすことで、交感神経のたかぶりを抑える

*アンドルー・ワイル博士が提唱する「４-７-８呼吸法」

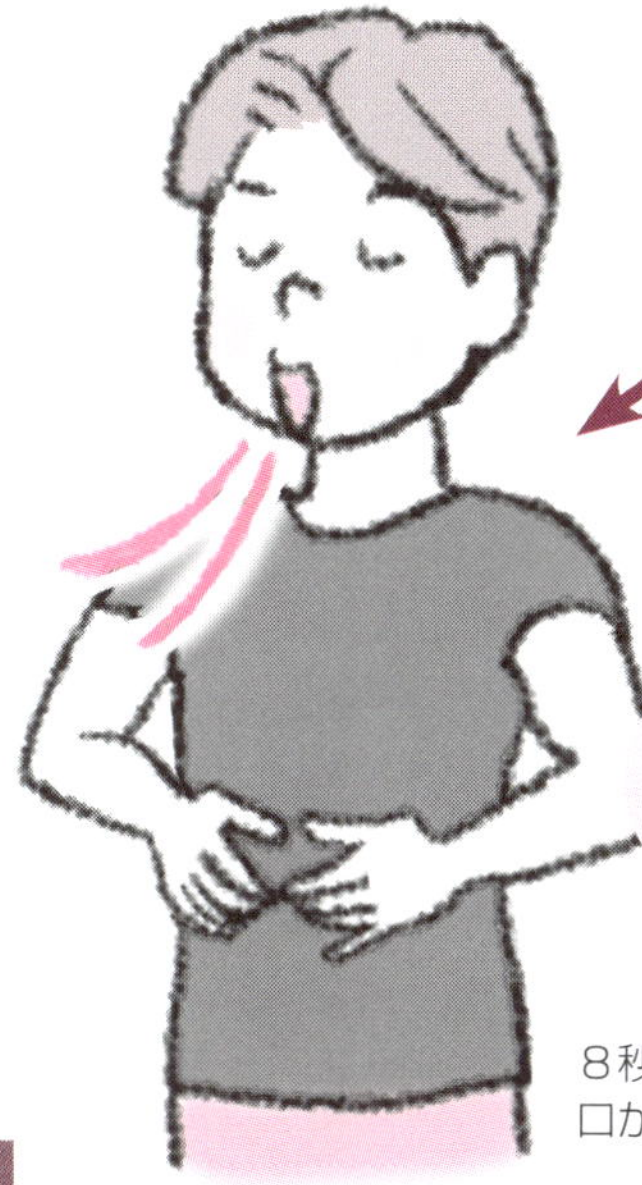

ゆっくり、長く息を吐く

息を吐くときは副交感神経の働きが強まる。長く息を吐くことで、２系統の副交感神経がバランスよく働けるようにする

８秒間ほどかけて口から息を吐ききる*

バランスのよい働きが心の安定をはかる

トラウマが引き起こす症状には、自律神経系の働きが大きくかかわっています。交感神経と副交感神経がバランスよく働けるようにコントロールしていくことで、安定した状態を保ちやすくなります。

呼吸法は、手軽にできる自律神経系のコントロール法です。同時に、呼吸に意識を集中することで、理性脳たる前頭前野の働きが強化され、情動脳の過剰な働きを抑制できるようにもなります（→P57）。日々の生活のなかで、ゆっくり呼吸する時間をつくり、「マインドフルネス」を得るための瞑想などに取り組んでみましょう。

呼吸に集中してやってみよう！マインドフルネス瞑想

今、この瞬間の感覚だけに集中している状態を「マインドフルネス」といいます。吸い込まれたり、吐き出されたりする息の流れに意識を向け、瞑想することで、マインドフルネスの境地を体感しやすくなります。

ふだんから続けておくと、不安な気持ちが強まったときのリラクセーション技法としても活用できます。

いやな気持ちになったときに試したい三つの方法

不安な気持ち、いやな考えなどをコントロールして心身をリラックスさせる、リラクセーション技法を身につけておきましょう。

集中しながらリラックス

ふだんは安定した状態を保てていても、急にいやな気持ちや考えでいっぱいになってしまうことはあるものです。そんなとき、心身をリラックスさせることは大切です。

いやなことばかり考えてしまったり、なんだか不安でたまらなかったりするときは、寝つきが悪くなったり、フラッシュバックを起こしたりすることもあります。上手に心身のコントロールをはかっていきましょう。

トラウマがある場合、リラックスして覚醒水準が下がると、頭の中の冷凍庫にしまい込まれているトラウマ記憶が溶け出し、よみがえりやすくなることもあります（→P38）。ですから、「集中しながらリラックスする方法」が役に立ちます。

眠れないときなどに試してみよう

リラクセーション技法には、呼吸法（→P93）のほか、筋肉をゆるめたり、イメージを用いたりする方法があります。

あのとき、ああしていれば……

私なんか……

考えストップ法

「考えないようにする」のは難しくても、思い浮かべる内容を切り替えることはできます。やってみましょう。

1 自分に「ストップ!」の合図

通行止めのマークなどを思い浮かべてみよう

2 安らぐイメージを思い浮かべる

自分が「落ち着ける」と感じられれば、どんなものでもかまわない。人でもよい

爽やかな草原

ふわふわの雲

落ち着いた部屋の中

54321法

今、見えるもの、聞こえるもの、感じるものを、はじめに5つずつ、一巡するごとに4つ、3つと減らしながら、挙げていきます。不快な感情や思考に流されにくくなります。

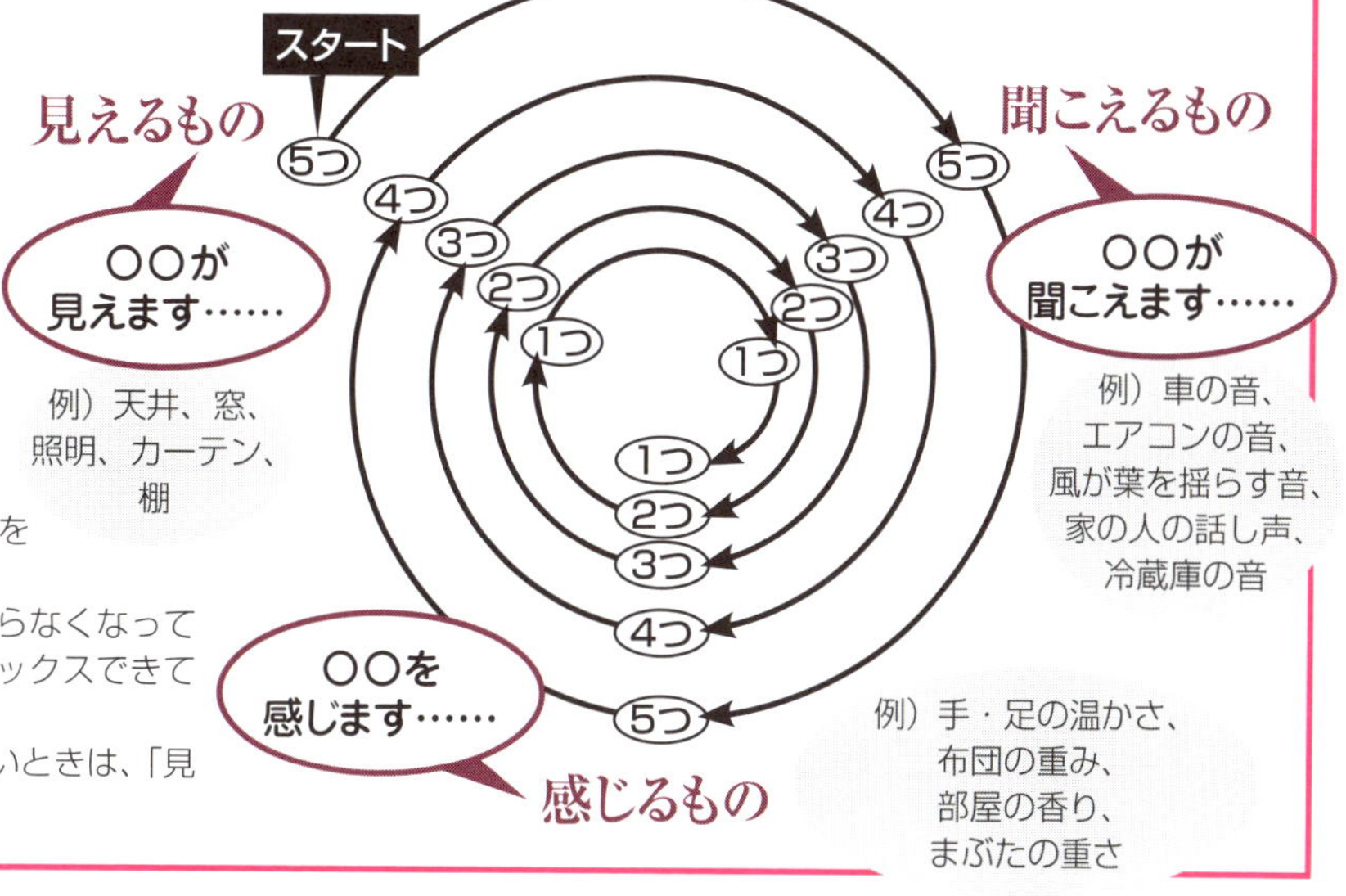

スタート
見えるもの
○○が見えます……
例）天井、窓、照明、カーテン、棚
聞こえるもの
○○が聞こえます……
例）車の音、エアコンの音、風が葉を揺らす音、家の人の話し声、冷蔵庫の音
感じるもの
○○を感じます……
例）手・足の温かさ、布団の重み、部屋の香り、まぶたの重さ
5つ
4つ
3つ
2つ
1つ

※5つもなければ同じものをくり返してもよい
※いくつ言えばよいかわからなくなっても気にしない。うまくリラックスできていることの現れでもある
※真っ暗で見えるものがないときは、「見えるもの」は省いてよい

筋リラクセーション法

いやな気持ちでいっぱいなとき、体は緊張して力が入っているものです。力を抜こうとしても、なかなかうまく抜けません。一度体にぎゅーっと力を入れてみましょう。

① 両手をぎゅっと握り、両足首を曲げ、背中に力を入れて腰を少し持ち上げる。顔もぎゅっと力を入れる

② 体も顔もふわーっと力を抜く

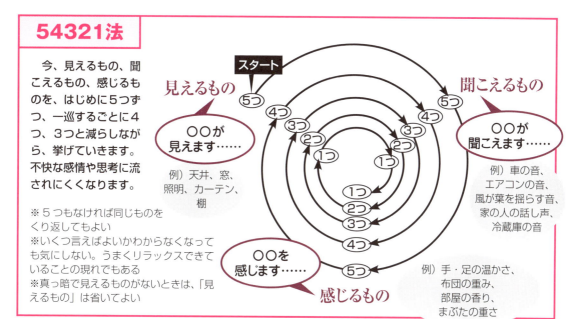

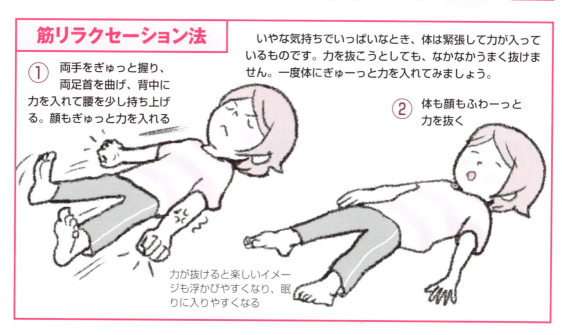

力が抜けると楽しいイメージも浮かびやすくなり、眠りに入りやすくなる

各種のセラピー

「心地よい」と感じることを増やしていく

「心地よい」と感じられる体験を増やしていきましょう。「今・ここ」の充実につながります。

いろいろ挑戦してみるとよい

代替療法といわれる各種のセラピーは、ともすれば非科学的なものととらえられがちですが、ヨガやマッサージなどは、心の状態を改善するというエビデンスもそろってきています。

ただ、「心そのもの」を観察できない以上、「科学的に意味がある」という評価自体、限界があるものともいえます。伝統的に用いられてきた方法で、有害な影響もないのであれば、いろいろ挑戦してみるのはよいことです。体験した人自身が「心地よい」と感じられる経験を増やしていくことは、「今・ここ」を充実させる大きな糧となります。

興味があれば始めてみよう

「今・ここ」の充実をはかることで、相対的にトラウマの影響は減っていきます。「やってみたい」と思うことがあれば、チャレンジしてみましょう。

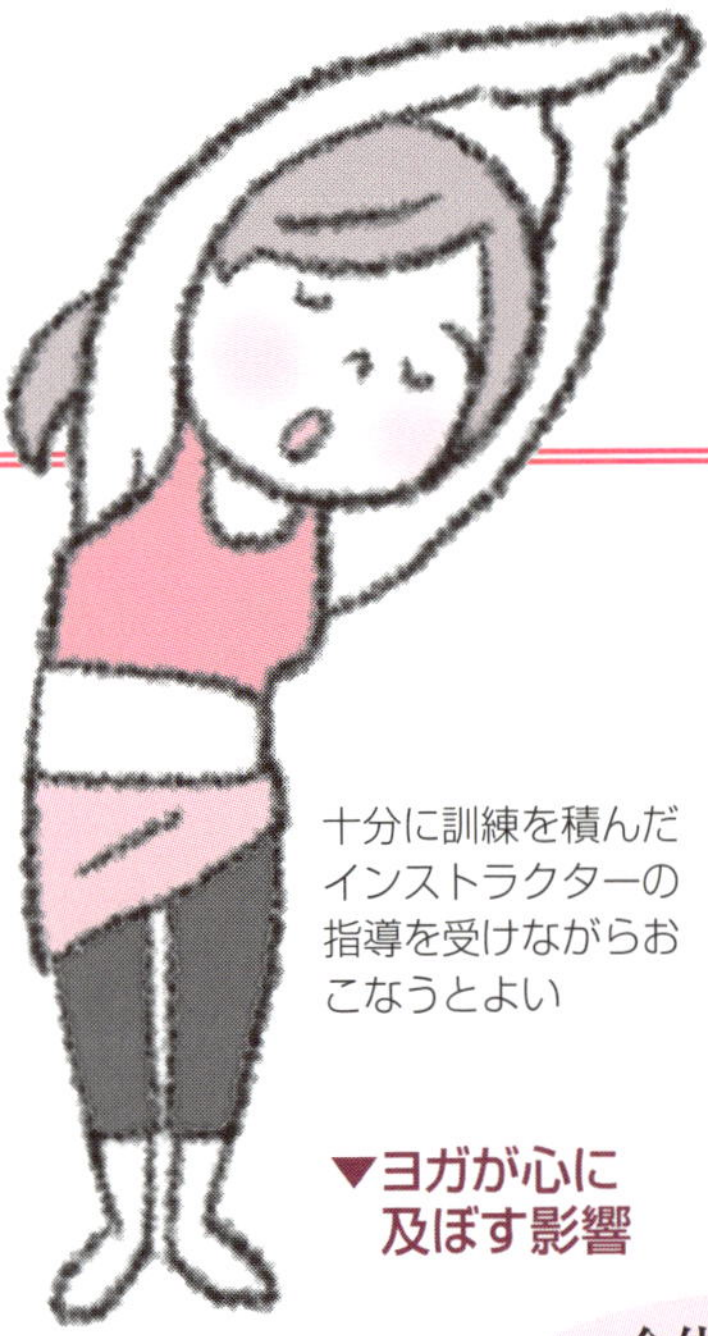

十分に訓練を積んだインストラクターの指導を受けながらおこなうとよい

ヨガ

ヨガは、古代インド哲学に起源をもつ心身の訓練法です。さまざまな様式がありますが、いずれも体のポーズ、呼吸法、瞑想などを組み合わせて実施されます。

アメリカの国立補完統合衛生センター（NCCIH）によれば、ヨガにはさまざまな効果が認められています。

▼ヨガが心に及ぼす影響

- 全体的な体調や体力、柔軟性の向上
- 不安やうつ症状、不眠の緩和
- 生活の質の改善
- ストレスの緩和

など

フラワーエッセンス

フラワーエッセンスは、イギリスの医師、バッチ博士が考案した花のエネルギーを含んだ液体です。花のもつエネルギーを利用することで、自分のエネルギーの流れが整いやすくなるとされています。

アロマテラピーで使われる精油（エッセンシャルオイル）とは製法が異なり、香りはとくにありません。

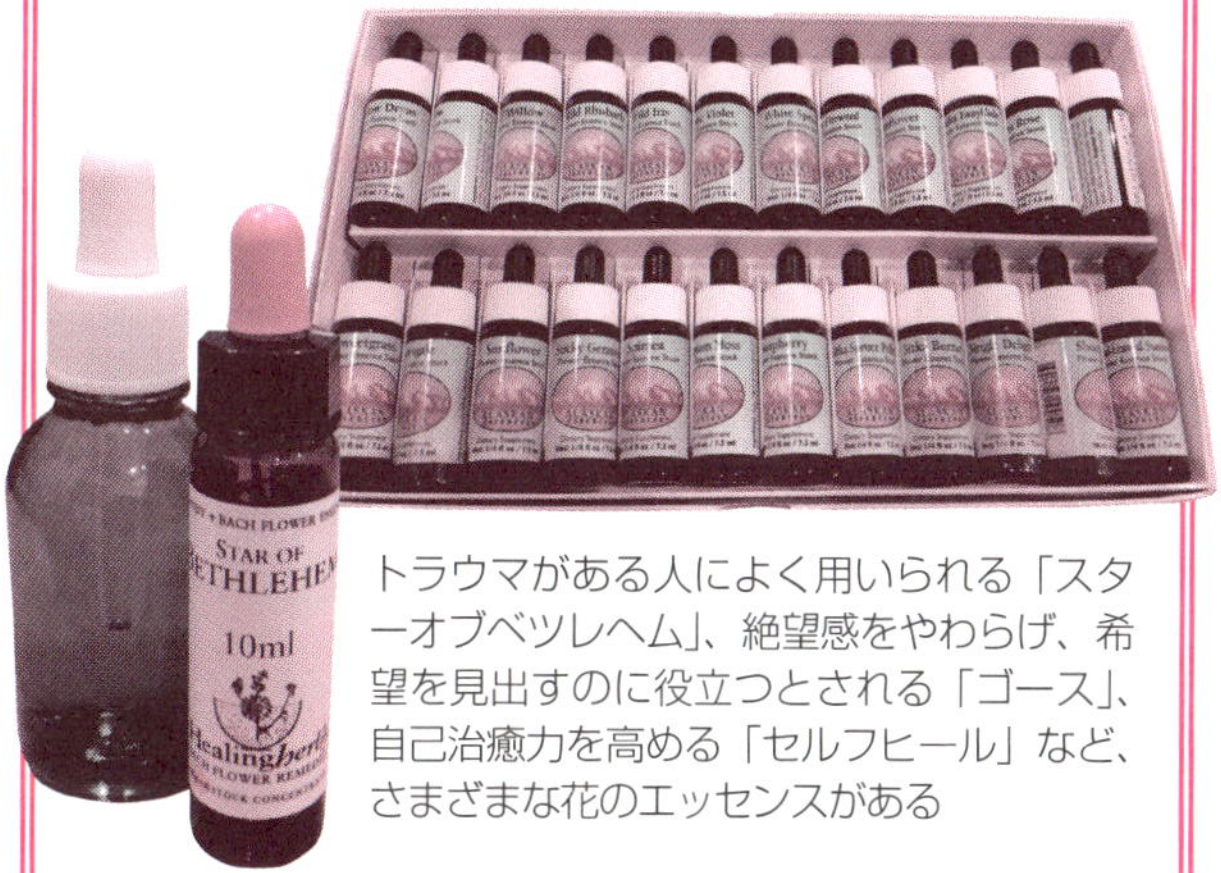
STAR OF
BETHLEHEM
10ml
Healingherbs

トラウマがある人によく用いられる「スターオブベツレヘム」、絶望感をやわらげ、希望を見出すのに役立つとされる「ゴース」、自己治癒力を高める「セルフヒール」など、さまざまな花のエッセンスがある

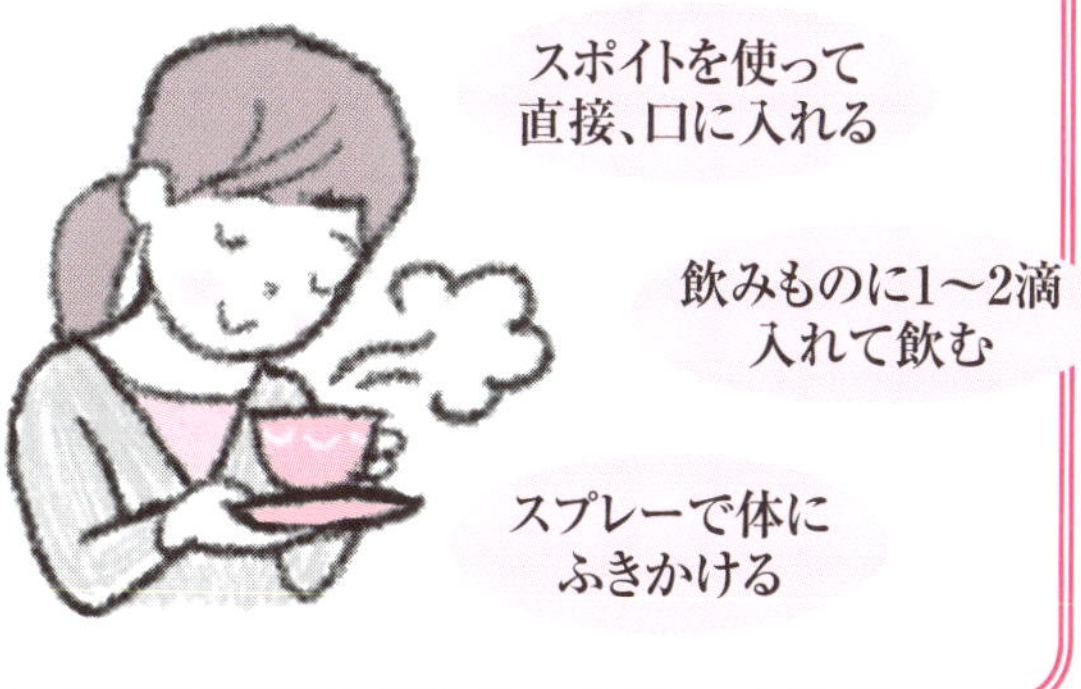
スポイトを使って
直接、口に入れる
飲みものに1～2滴
入れて飲む
スプレーで体に
ふきかける

マッサージ

手を用いて、体をさすったり押したりすることで、体調を整えていこうとする方法は、洋の東西を問わず、どこでも取り入れられてきた方法です。

アメリカの国立補完統合衛生センターによれば、さまざまな研究を分析した結果、「マッサージ療法は、抑うつを低減する可能性がある」とされています。

ただ、トラウマをもつ人は、体に触れられることがフラッシュバックの引き金になる場合もあります。無理はしないようにしましょう。

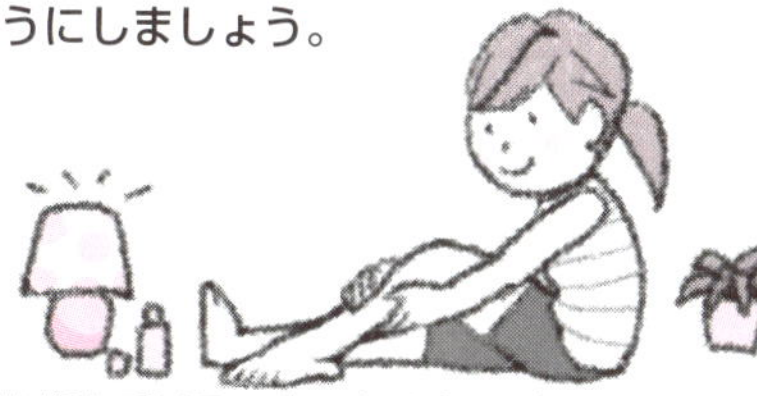

施術を受けることにためらいがあるなら、セルフマッサージでもよい

アートセラピー

踊ったり、歌ったり、楽器を弾いたり、絵を描いたりすることも、「今・ここ」を豊かなものにしていく方法としてすすめられます。

また、演劇の効果も注目されています。演劇は、登場人物の情動を演じる人の体を通して表現するもの。トラウマをかかえ、情動を抑圧しながら生きてきた人にとって、情動への気づきや、その表現のしかたを知る大きな体験となります。

COLUMN

語りにくくても大切なこと⑤

トラウマを生みやすい社会

刷り込まれやすい「レイプ神話」

性暴力の責任は被害者にあるのではなく、その行動をした加害者にあることは当然です。被害を受けても、それをだれにも言えずにいる人が多いなかで、助けを求める声にはきちんと応えていくことが、社会全体の安心につながります。

ところが、性的な事件の被害者が声を上げ、性暴力に関する問題が表面化するたびに、加害者を擁護するような声も聞こえてきます。「レイプ神話」ともいわれ、無意識に被害者のなかにも刷り込まれやすい「世間の声」には、たとえば次のようなものがあります。

■被害に遭うのは若い女性

➡一〇～二〇代の女性に多いのは事実です。しかし、一〇歳未満であっても、三〇代以上であっても、女性ではなく男性であっても、被害者になりえます。

■挑発的な服装や行動が誘因となる

➡どんな服を着ていようと、たとえばお酒を飲んで酔っていても、「いやだ」と言っている相手に性行為を無理強いしてよい理由にはなりません。

■抵抗すれば逃げられたはず。本人の側に望む気持ちがあったのでは？

➡実際には、被害者は恐怖感から凍りつき、解離を起こして声をあげることすらできないことが多いのです。

こうした「神話」にひとりで立ち向かうのはたいへんなことです。理解者は必ずいますから、助けを求めてください。

大人になってからの被害については、「自分がなぜ、あんな目にあったのか」を考える場面も出てくるでしょう。それは、次に自分を守る手がかりにもなります。

■第4章、第5章で紹介した治療技法、多様な取り組み方について、下記の先生方にご協力いただきました。御礼申し上げます。
飛鳥井望、伊藤華野、石丸賢一、伊藤正哉、市井雅哉、今道久惠、岩井圭司、加茂登志子、紀平省悟、金吉晴、小西聖子、齋藤麻利、鈴木孝信、花丘ちぐさ、藤本昌樹、堀越勝、水島広子、嶺輝子、森川綾女、森茂起（敬称略。五十音順）

健康ライブラリー イラスト版

トラウマのことがわかる本《ほん》

生《い》きづらさを軽《かる》くするためにできること

2019年 6 月25日 第1刷発行
2024年 1 月25日 第8刷発行

監 修	白川美也子（しらかわ・みやこ）
発行者	森田浩章
発行所	株式会社講談社 東京都文京区音羽二丁目12-21 郵便番号 112-8001 電話番号 編集 03-5395-3560 販売 03-5395-4415 業務 03-5395-3615
印刷所	TOPPAN株式会社
製本所	株式会社若林製本工場

N.D.C. 493 98p 21cm

KODANSHA

定価はカバーに表示してあります。

ISBN978-4-06-516189-0

■監修者プロフィール

白川 美也子（しらかわ・みやこ）

精神科医、臨床心理士。こころとからだ・光の花クリニック院長。浜松医科大学卒業後、国立療養所（現国立病院機構）天竜病院小児神経科・精神科医長、浜松市精神保健福祉センター所長、2008年国立精神・神経医療研究センター臨床研究基盤研究員、2010年昭和大学特任助教を経て、東日本大震災の被災者支援と地域における子ども虐待やDVによるサバイバーの方への臨床的支援、研究に携わる。2013年にクリニックを開業。著書に『赤ずきんとオオカミのトラウマ・ケア　自分を愛する力を取り戻す〔心理教育〕の本』（アスク・ヒューマン・ケア）、共監訳書に『子どものトラウマと悲嘆の治療』（金剛出版）、『子どものためのトラウマフォーカスト認知行動療法』（岩崎学術出版社）などがある。

■参考資料

白川美也子著『赤ずきんとオオカミのトラウマ・ケア　自分を愛する力を取り戻す〔心理教育〕の本』（アスク・ヒューマン・ケア）

ベッセル・ヴァン・デア・コーク著『身体はトラウマを記録する 脳・心・体のつながりと回復のための手法』（紀伊國屋書店）

ジュディス・L・ハーマン著『心的外傷と回復〈増補版〉』（みすず書房）

ステファン・W・ポージェス著『ポリヴェーガル理論入門 心身に変革をおこす「安全」と「絆」』（春秋社）

ダニエル・J・シーゲル著『脳をみる心、心をみる脳：マインドサイトによる新しいサイコセラピー 自分を変える脳と心のサイエンス』（星和書店）

バーバラ・アン・ブレナン著『光の手　自己変革への旅 上・下』（河出書房新社）

野呂浩史企画・編集『トラウマセラピー・ケースブック 症例にまなぶトラウマケア技法』（星和書店）

高橋三郎、大野裕監訳『DSM-5 精神疾患の分類と診断の手引』（医学書院）

ジョン・シー他著／石丸賢一訳『完全版 タッチフォーヘルス』（日本キネシオロジー総合学院）

ICD-11 https://icd.who.int/

●編集協力　オフィス201、柳井亜紀
●カバーデザイン　松本 桂
●カバーイラスト　長谷川貴子
●本文デザイン　勝木デザイン
●本文イラスト　梶原香央里、千田和幸

講談社 健康ライブラリー イラスト版

子どものトラウマがよくわかる本

こころとからだ・光の花クリニック院長
白川美也子 監修

虐待、性被害、いじめ……過酷な体験が心に傷を残す。子どものトラウマの特徴から支援法まで徹底解説！

ISBN978-4-06-520432-0

解離性障害のことがよくわかる本
影の気配におびえる病

精神科医 東京女子大学教授
柴山雅俊 監修

現実感がない、幻を見る……統合失調症やうつ病とどう違う？ どう治療する？ 不思議な病態を徹底図解し、回復に導く決定版！

ISBN978-4-06-259764-7

アタッチメントがわかる本
「愛着」が心の力を育む

東京大学大学院教育学研究科教授
遠藤利彦 監修

「不安なときに守ってもらえる」という確信が心の力に。アタッチメントの形成から生涯にわたる影響まで解説！

ISBN978-4-06-528919-8

摂食障害がわかる本
思春期の拒食症、過食症に向き合う

跡見学園女子大学心理学部臨床心理学科特任教授
鈴木眞理 監修

太る恐怖、飢餓がまねく食への執着、過食の衝動……。摂食障害の原因、経過から治療法、接し方まで解説。保護者、先生の必読書！

ISBN978-4-06-531395-4

自傷・自殺のことがわかる本
自分を傷つけない生き方のレッスン

国立精神・神経医療研究センター精神保健研究所
松本俊彦 監修

「死にたい…」「消えたい…」の本当の意味は？ 回復への道につながるスキルと適切な支援法！

ISBN978-4-06-259821-7

依存症がわかる本
防ぐ、回復を促すためにできること

国立精神・神経医療研究センター精神保健研究所薬物依存研究部部長
松本俊彦 監修

依存症とは？ どうすればやめられる？ 薬物、アルコール、ギャンブルなど、深みにはまる理由から回復への行程まで解説。

ISBN978-4-06-523723-6

講談社 こころライブラリー イラスト版

境界性パーソナリティ障害の人の気持ちがわかる本

市ヶ谷ひもろぎクリニック
牛島定信 監修

本人の苦しみと感情の動きをイラスト図解。周囲が感じる「なぜ？」に答え、回復への道のりを明らかにする。

ISBN978-4-06-278967-7

双極性障害（躁うつ病）の人の気持ちを考える本

順天堂大学医学部精神医学講座主任教授
加藤忠史 監修

発病の戸惑いとショック、将来への不安や迷い……。本人の苦しみと感情の動きにふれるイラスト版。

ISBN978-4-06-278970-7